Reabilitação Vestibular

Reabilitação Vestibular

Marcelo Henrique de Oliveira
Graduado em Medicina pela Universidade Federal de Minas Gerais (UFMG)
Intercâmbio Acadêmico no Hospital Mount Sinai School of Medicine – New York, USA
Residência Médica em Otorrinolaringologia pela Faculdade de Medicina de Jundiaí, SP
Especialista em Otoneurologia
Membro da Associação Brasileira de Otorrinolaringologia e Cirurgia Cévico-Facial (ABORL-CCF)
Membro do Departamento de Otoneurologia da ABORL-CCF
Mestre em Medicina pela UFMG
Ex-Professor do Instituto Metodista Izabela Hendrix
Ex-Professor e Coordenador da Otorrinolaringologia da Faculdade de Medicina Unifenas, MG
Sócio-Diretor da Clínica Otoneuro, MG

Thieme
Rio de Janeiro • Stuttgart • New York • Delhi

Dados Internacionais de Catalogação na Publicação (CIP)

OL48r

Oliveira, Marcelo Henrique de
Reabilitação Vestibular/Marcelo Henrique de Oliveira – 1. Ed. – Rio de Janeiro – RJ: Thieme Revinter Publicações, 2020.

90 p.: il; 16 x 23 cm.
Inclui Índice Remissivo, Referência Bibliográfica e Anexo.
ISBN 978-85-5465-207-4
eISBN 978-85-5465-210-4

1. Otorrinolaringologia. 2. Otoneurologia. 3. Reabilitação Vestibular. I. Título.

CDD: 616.80462
CDU: 616.8:615.8

Contato com o autor:
otoneuro@otoneurobh.com.br

Nota: O conhecimento médico está em constante evolução. À medida que a pesquisa e a experiência clínica ampliam o nosso saber, pode ser necessário alterar os métodos de tratamento e medicação. Os autores e editores deste material consultaram fontes tidas como confiáveis, a fim de fornecer informações completas e de acordo com os padrões aceitos no momento da publicação. No entanto, em vista da possibilidade de erro humano por parte dos autores, dos editores ou da casa editorial que traz à luz este trabalho, ou ainda de alterações no conhecimento médico, nem os autores, nem os editores, nem a casa editorial, nem qualquer outra parte que se tenha envolvido na elaboração deste material garantem que as informações aqui contidas sejam totalmente precisas ou completas; tampouco se responsabilizam por quaisquer erros ou omissões ou pelos resultados obtidos em consequência do uso de tais informações. É aconselhável que os leitores confirmem em outras fontes as informações aqui contidas. Sugere-se, por exemplo, que verifiquem a bula de cada medicamento que pretendam administrar, a fim de certificar-se de que as informações contidas nesta publicação são precisas e de que não houve mudanças na dose recomendada ou nas contraindicações. Esta recomendação é especialmente importante no caso de medicamentos novos ou pouco utilizados. Alguns dos nomes de produtos, patentes e design a que nos referimos neste livro são, na verdade, marcas registradas ou nomes protegidos pela legislação referente à propriedade intelectual, ainda que nem sempre o texto faça menção específica a esse fato. Portanto, a ocorrência de um nome sem a designação de sua propriedade não deve ser interpretada como uma indicação, por parte da editora, de que ele se encontra em domínio público.

© 2020 Thieme
Todos os direitos reservados.
Rua do Matoso, 170, Tijuca
20270-135, Rio de Janeiro – RJ, Brasil
http://www.ThiemeRevinter.com.br

Thieme Medical Publishers
http://www.thieme.com

Capa: Thieme Revinter Publicações Ltda.
Ilustração da capa: © AdobeStock/styf

Impresso no Brasil por BMF Gráfica e Editora Ltda.
5 4 3 2 1
ISBN 978-85-5465-207-4

Também disponível como eBook:
eISBN 978-85-5465-210-4

Todos os direitos reservados. Nenhuma parte desta publicação poderá ser reproduzida ou transmitida por nenhum meio, impresso, eletrônico ou mecânico, incluindo fotocópia, gravação ou qualquer outro tipo de sistema de armazenamento e transmissão de informação, sem prévia autorização por escrito.

AGRADECIMENTOS

Agradeço a Deus pelo dom da vida.
A minha esposa Michelle pelo apoio, incentivo, pela dedicação e cumplicidade.
Aos meus filhos Davi e Sofia pelo sorriso e abraço de todos os dias.
E à professora Dra. Denise Utsch Gonçalves pela inspiração na Otoneurologia.

APRESENTAÇÃO

Prezado leitor,
    Este manual foi escrito com o objetivo de organizar o processo de reabilitação vestibular dos pacientes que necessitam desta terapia. Ultimamente, tem-se falado bastante sobre a reabilitação e sua importância. Mas o profissional que se aventura a trabalhar nesta área não encontra uma referência prática sobre a reabilitação. Qual o tipo de reabilitação? Quando fazê-la? Existe uma sequência lógica nesse processo? A reabilitação vestibular é a mesma para qualquer paciente?

    São várias as perguntas e poucas as respostas. O resultado destas questões é que temos muitos profissionais trabalhando com reabilitação vestibular, mas na base do erro *versus* acerto. Na internet, encontramos inúmeros protocolos de reabilitação, mas, em sua maioria, são roteiros únicos para qualquer tipo de alteração vestibular.

    Pensando nisso, decidi aprofundar-me no assunto, estudando sobre o tema e criando protocolos para serem utilizados em nosso serviço de Otoneurologia.

    Fui o idealizador e fundador da Clínica Otoneuro, que tem sede na cidade de Belo Horizonte. Ao longo de muito tempo, preparei-me para desenvolver a primeira clínica, em Belo Horizonte, voltada para um atendimento completo em Otoneurologia.

    Nos últimos anos, desenvolvemos um manual prático de reabilitação vestibular. Tivemos grande adesão por parte de nossos pacientes, pois este manual contém material tanto para o reabilitador quanto para o paciente. Em razão do grande sucesso que tivemos em nosso serviço, tanto do ponto de vista da adesão quanto dos resultados positivos no tratamento de nossos pacientes, resolvi disponibilizar nosso trabalho para todos os colegas.

    Espero que aproveitem bastante a nossa contribuição.

Marcelo Henrique de Oliveira

PREFÁCIO

O número de publicações sobre reabilitação vestibular tem aumentado significativamente, com ensaios clínicos cegos e randomizados que mostram evidências irrefutáveis sobre os benefícios de inúmeros protocolos para a melhora do equilíbrio corporal. Alguns estudos oferecem guias práticos dos exercícios; outros exploram a quantificação da melhora; e outros, ainda, apresentam novos métodos que identificam a natureza da disfunção vestibular. Pesquisadores estudam o uso de técnicas terapêuticas como, por exemplo, a realidade virtual, a substituição sensorial e métodos que induzem a regeneração das células ciliadas.

Nada disso, contudo, tem impacto no dia a dia de consultório daqueles profissionais que atendem pacientes com queixa de vertigem e instabilidade. Do ponto de vista prático, o que importa, de fato, é a melhora objetiva do equilíbrio corporal por meio de um tratamento que seja eficaz, acessível para o paciente, de custo razoável e que proporcione boa adesão do paciente a esse tratamento.

O Guia Prático da Clínica Otoneuro simplifica a Otoneurologia e traduz os conhecimentos avançados em práticas que têm impacto efetivo para uso em consultório. Com didática excelente, o Dr. Marcelo Henrique apresenta a reabilitação vestibular de um modo simples e objetivo, sendo, ao mesmo tempo, eficiente na transmissão das informações. A sua competência em difundir o conhecimento não é apenas uma vocação. O Dr. Marcelo Henrique é mestre em Educação Médica, e sua formação permitiu-lhe aprimorar a habilidade de transmitir conhecimento. Isso faz muita diferença em áreas da medicina que lidam com conceitos de aprendizado não tão fácil, como é o caso da Otoneurologia.

Neste guia para o terapeuta, mais do que ensinar a fazer, Dr. Marcelo Henrique dá ao leitor a base de conhecimento para compreender o que está sendo feito. Além de detalhar os princípios, as técnicas e ser um livro rico em ilustrações, esta publicação tem um capítulo primoroso, que faz toda a diferença em relação aos outros manuais encontrados na literatura. O capítulo intitulado "Abordagem de acordo com a etiologia" mostra ao leitor como desenvolver o seu raciocínio clínico, correlacionando os sintomas otoneurológicos com o diagnóstico e a melhor técnica de reabilitação vestibular indicada para determinado paciente. Essa abordagem personalizada e completa em termos de diagnóstico *versus* tratamento é um grande diferencial.

Com um manual de leitura fácil, com tópicos explicativos e ilustrações de ótima qualidade, a área de reabilitação vestibular ganhará, com certeza, profissionais bem capacitados com abordagens mais assertivas e melhora na qualidade de vida de nossos pacientes.

Denise Utsch Gonçalves
Prof[a] Titular do Departamento de Oftalmologia e
Otorrinolaringologia da Faculdade de Medicina da UFMG
Especialista em Otoneurologia pela Universidade de Maastricht, Holanda

INTRODUÇÃO

Inicialmente desenvolvida para atender os pacientes da Clínica Otoneuro em Belo Horizonte, esta obra foi dividida em dois manuais: o manual do reabilitador e o manual do paciente*.

Resolvi escrever esses manuais de forma interligada, pois o paciente precisa ter informações sobre seu processo terapêutico e compreender que o tratamento ao qual está sendo submetido serve somente para ele, pois é personalizado.

Da mesma maneira, o profissional da reabilitação vestibular, que muitas vezes irei chamar de reabilitador, precisa ter uma orientação sobre a evolução da doença, as abordagens, os tratamentos etc. Na maioria dos casos, esses profissionais que atuam na área de reabilitação vestibular não são médicos. Geralmente, são fisioterapeutas ou fonoaudiólogos. Para se obter um tratamento adequado, é preciso um diagnóstico da doença. Por isso, é imprescindível o parecer do médico especialista sobre a doença do paciente, para que, juntos, possam trabalhar a reabilitação de maneira eficaz.

Não é raro ver alguém ser submetido a sessões de "reabilitação vestibular" sem ter um diagnóstico predefinido. É por esse motivo que muitos pacientes relatam que já fizeram reabilitação vestibular e pensam que esta não funciona.

Espero que este manual ajude a fortalecer a prática da reabilitação vestibular de uma maneira organizada. Acredito na abordagem multiprofissional, respeitando os limites de cada área de atuação, como um fator imprescindível para o sucesso da reabilitação vestibular.

---

*O manual do paciente pode ser adquirido no site: www.otoneurobh.com.br/manualdopaciente

SUMÁRIO

1 O SISTEMA VESTIBULAR E SUAS CONEXÕES 1
   Reflexos Oculomotores e Espinais 1
   Referências Bibliográficas 4

2 PREPARATIVOS PARA A REABILITAÇÃO VESTIBULAR 5
   Folha de Controle das Sessões de Reabilitação 5
   Observações Iniciais 6
   O que é Reabilitação Vestibular? 6
   Referências Bibliográficas 8

3 TESTES E QUESTIONÁRIOS DE TONTURA 9
   Dizziness Handicap Inventory (DHI) 9
   Motion Sensitivity Quotient Test (MSQ) 11
   Vertigo Handicap Questionare (VHQ) 12
   Escala de Equilíbrio de Berg 14
   Posturografia Estática com Provas Dinâmicas 18
   Qual Teste de Avaliação Devo Usar? 22
   Referências Bibliográficas 22

4 CLASSIFICAÇÃO DOS TIPOS DE EXERCÍCIOS 23
   Referência Bibliográfica 24

5 ILUSTRAÇÕES 25
   Exercícios 25

6 OUTRAS OPÇÕES DE EXERCÍCIOS 43
   Exercícios em Vídeos Relacionados com Oculomotricidade 43
   Exercícios Giratórios 44
   Exercícios com Bola Suíça 44
   Realidade Aumentada e Realidade Virtual 45
   Referências Bibliográficas 46

7 SESSÕES DE REABILITAÇÃO VESTIBULAR 47

8 OBJETIVOS DA REABILITAÇÃO VESTIBULAR 49
   Referência Bibliográfica 49

9 ABORDAGEM PRÁTICA 51
Definição Diagnóstica 51
Protocolo de Reabilitação Vestibular 51
Síndromes Vestibulares Periféricas 53
Síndromes Vestibulares Centrais 58
Tontura e Desequilíbrio de Origem Não Vestibular 58
Referências Bibliográficas 59

10 ABORDAGEM DE ACORDO COM A ETIOLOGIA 61
Síndrome do Desequilíbrio do Idoso (SDI) 61
Neurite Vestibular 62
Vertigem Posicional Paroxística Benigna (VPPB) 63
Cinetose 64
Abordagem em Crianças 65
Tontura Postural Perceptual Persistente (TPPP) 65
Ménière 65
Migrânea Vestibular 66
Tontura de Origem Cervicogênica 66
Abordagem Terapêutica Resumida 67
Referências Bibliográficas 68

CONSIDERAÇÕES FINAIS 69

ANEXOS 71

ÍNDICE REMISSIVO 73

Reabilitação Vestibular

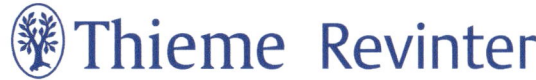

O SISTEMA VESTIBULAR E SUAS CONEXÕES

CAPÍTULO 1

O sistema vestibular não é um órgão do equilíbrio, e sim um sistema que ajuda na percepção dos movimentos. A percepção dos movimentos, principalmente quando estamos em locomoção, é captada e processada por diversos mecanismos proprioceptivos. Fazem parte desse processo o sistema proprioceptivo geral, que se localiza nos receptores articulares, e os labirintos.[1] As informações captadas pelos mecanismos proprioceptivos são enviadas para os núcleos vestibulares, que se encontram no tronco cerebral. O sistema visual também participa efetivamente deste processo de percepção dos movimentos e em respostas que visam a estabilizar o olhar durante o movimento da cabeça.

O sistema vestibular é dividido de maneira didática em sistema vestibular periférico e central. O sistema vestibular periférico está localizado no labirinto posterior da orelha interna. Cada labirinto possui cinco estruturas que são receptores sensoriais. Estes são as máculas dos órgãos otolíticos (sáculo e utrículo) e as cristas dos canais semicirculares (anterior, lateral e posterior). O sáculo é responsável, principalmente, por fornecer informações relacionadas a movimentos gravitacionais e a aceleração no plano craniocaudal, enquanto o utrículo está mais relacionado com a percepção de movimentos de aceleração no plano horizontal e as inclinações da cabeça. Já os canais semicirculares estão mais implicados em fornecer informações dos movimentos angulares da cabeça. O sistema vestibular central é composto pelos núcleos vestibulares e suas conexões superiores.

O sistema vestibular tem a função de estabilizar o olhar e assegurar uma visão clara durante os movimentos da cabeça.[1] Esse processo é feito pela capacidade de o labirinto vestibular captar as forças relacionadas com a gravidade e as acelerações da cabeça em diferentes ângulos e de fornecer informações aos núcleos vestibulares para que estes interajam com outras estruturas e promovam reflexos para estabilizar o olhar, a cabeça e o corpo.

O sistema vestibular interage com outros sistemas sensoriais, captando a movimentação relativa entre eles e o espaço. Os sistemas que interagem com o sistema vestibular são o visual e o somatossensorial.[2] Os centros de controle cerebrais recebem os sinais gerados por essa interação e desenvolvem reflexos motores para manter o equilíbrio corporal. Além disso, tais informações são também encaminhadas para as vias corticais de modo que a percepção do movimento se torne consciente.[2]

REFLEXOS OCULOMOTORES E ESPINAIS

O conhecimento dos reflexos motores é de grande importância para a compreensão do processo de reabilitação vestibular. Os principais reflexos são o reflexo vestíbulo-ocular (RVO) e reflexo vestibuloespinal (RVE). Entretanto, existem outros reflexos que podem se tornar mais importantes ou mais requisitados durante o processo de reabilitação vestibular. Estes são o reflexo vestibulocólico (RVC), o reflexo cervicocólico (RCC), o reflexo cervicoespinal (RCE) e, principalmente, o reflexo cérvico-ocular (RCO).

Reflexo Vestíbulo-Ocular

O reflexo vestíbulo-ocular (RVO) consiste de um arco reflexo trineural. Relaciona-se com os movimentos oculares durante os movimentos angulares da cabeça. Tem como função garantir uma imagem visual estável. Quando solicitamos a um indivíduo que fixe o olhar em um objeto e movimentamos rapidamente a cabeça do mesmo para a direita, são gerados impulsos excitatórios ipsilaterais e inibitórios contralaterais provenientes de um ou mais canais semicirculares. Esses impulsos são conduzidos pelo nervo vestibular até os neurônios de segunda ordem, que se localizam nos núcleos vestibulares. Os disparos dos núcleos vestibulares ativam os neurônios eferentes, que estão localizados nos núcleos oculomotores. O resultado disso é que os olhos se movimentam com velocidade semelhante a do movimento da cabeça, porém na direção contrária. Esse reflexo serve, portanto, para manter a imagem ocular estável e, consequentemente, ajudar a manter o equilíbrio corporal.

A Figura 1-1 demonstra, de maneira esquemática, como ocorre o RVO quando um indivíduo gira a cabeça rapidamente para a direita (seta grande curva). Para efeito ilustrativo, utilizamos apenas a representação dos canais semicirculares laterais. Esse movimento promove deslocamento contrário da endolinfa nos canais semicirculares. No canal lateral direito, ocorre um movimento ampulípeto, que é excitatório (via representada em cinza), e no canal lateral esquerdo ocorre um movimento ampulífago, que é inibitório (via representada em preto).

O resultado desse processo de excitação e inibição resulta em contração dos músculos reto medial direito e reto lateral esquerdo, ao mesmo tempo em que resulta no rela-

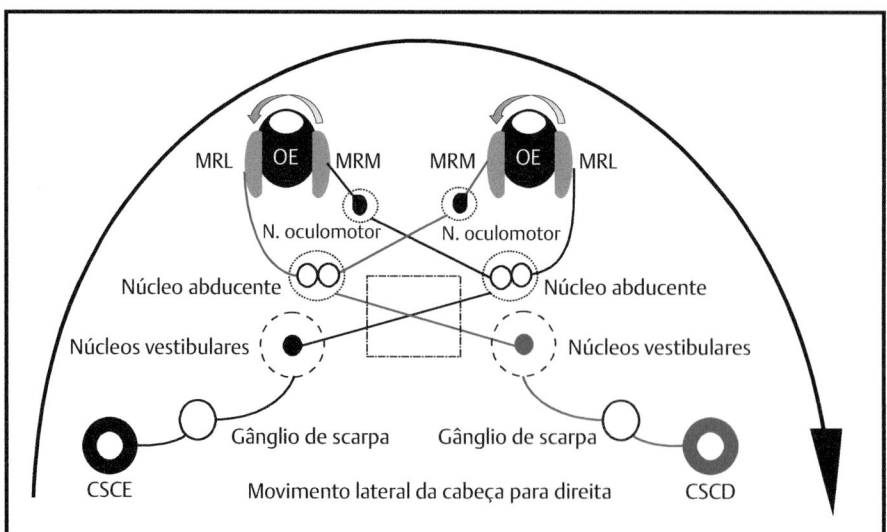

Fig. 1-1. Reflexo vestíbulo-ocular. CSCE: canal semicircular lateral esquerdo; CSCD: canal semicircular lateral direito; MRL: músculo reto lateral; MRM: músculo reto medial; OE: olho esquerdo; OD: olho direito.

xamento dos músculos reto medial esquerdo e reto lateral direito. O resultado final é um deslocamento dos olhos para o lado esquerdo. Dessa maneira, quando pedimos que um paciente fixe o olhar em um alvo e giramos a cabeça deste, rapidamente, para um dos lados, podemos avaliar o RVO. Dependendo do eixo em que se movimenta a cabeça, é possível avaliar de maneira indireta a função dos canais semicirculares.

Reflexo Vestibuloespinal (RVE)

O reflexo vestibuloespinal ou vestibulocervical consiste em uma resposta do sistema nervoso central, que gera estímulos em direção à medula espinal. Os estímulos labirínticos ativam, de maneiras variadas, a musculatura do pescoço e dos membros com o objetivo de evitar quedas. O RVE é uma resposta reflexa do corpo que visa manter a estabilidade cefálica e postural. O RVE, ao contrário do RVO, é bem mais complexo, já que ele permite uma série de respostas motoras diferentes que visam a manter a postura corporal adequada em diferentes situações. As informações são conduzidas através do trato vestibuloespinal lateral, medial e reticuloespinal.[3]

O RVE, juntamente com o RVO, são os principais reflexos relacionados ao sistema vestibular. A Figura 1-2 demonstra de maneira esquemática o RVO, o RVE e também a via vestibulocortical, que é responsável pela percepção do espaço e do movimento.

Reflexo Cérvico-Ocular (RCO)

Este reflexo tem origem nos receptores das articulações e ligamentos do pescoço. Ao contrário do RVO, responde a estímulos de baixa frequência.[2] As vias aferentes passam pelo núcleo vestibular contralateral, deslocando o globo ocular na mesma direção.[2] Em geral, o RCO não participa efetivamente dos reflexos que visam a manter o equilíbrio corporal.[4] Contudo, esse reflexo torna-se importante no processo de reabilitação vestibular, principalmente em pacientes com arreflexia vestibular bilateral.

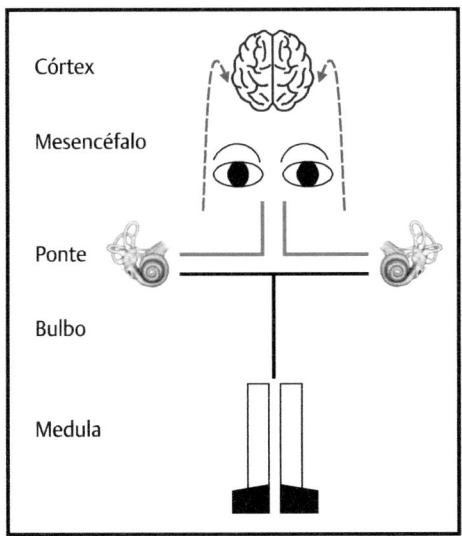

Fig. 1-2. RVO e RVE. Preto: RVE; cinza: RVO; setas tracejadas: via vestibulocortical.

Reflexo Cervicoespinal (RCE)
Trata-se de um reflexo de membros inferiores em relação aos movimentos cervicais.

Reflexo Vestibulocólico (RVC)
Tem a função de ajudar a estabilizar a cabeça no sentido craniocaudal.

Reflexo Cervicocólico (RCC)
Estabiliza a cabeça em relação ao corpo.

REFERÊNCIAS BIBLIOGRÁFICAS
1. Maia FCZ, Albernaz PLM, Carmona S. *Otoneurologia Atual*. Rio de Janeiro: Revinter; 2014.
2. Mezzalira R, Bittar RSM, Albertino S. *Otoneurologia Clínica*. Rio de Janeiro: Revinter; 2014.
3. Zwergal A, Strupp M, Brandt T, Büttner-Ennever JA. Parallel ascending vestibular pathways: Anatomical localization and functional specialization. *Ann N Y Acad Sci* 2009;1164:51-9.
4. Herdman SJ, Clendaniel RA. *Vestibular Rehabilitation*. 4th ed. Philadelphia: FA Davis Company; 2014.

PREPARATIVOS PARA A REABILITAÇÃO VESTIBULAR

CAPÍTULO 2

FOLHA DE CONTROLE DAS SESSÕES DE REABILITAÇÃO

No primeiro dia da reabilitação, é importante o preenchimento de nome, data de nascimento e diagnóstico médico na ficha do paciente. O diagnóstico médico pode ser etiológico ou topográfico.

Cada sessão deve ser registrada. A organização é o princípio de todo processo bem-sucedido (Quadro 2-1).

Quadro 2-1. Controle das sessões

Nome do Paciente: _____
Data de Nascimento: ___/___/_____
Diagnóstico Médico: _____

Sessão Número	Data da sessão	Visto/reabilitador	Visto/paciente
...	...	...	...

OBSERVAÇÕES INICIAIS
1. É muito importante que o reabilitador explique para o paciente o que é a reabilitação vestibular. A maioria dos pacientes a confunde com fisioterapia. Muitos já tiveram experiências negativas com "reabilitação vestibular". É imprescindível que o paciente saiba que se trata de algo dinâmico e personalizado, ou seja, para cada problema de equilíbrio, existe uma abordagem diferente.
2. Os tópicos abordados no manual do paciente e no manual do reabilitador são basicamente os mesmos. A grande diferença está no conteúdo do manual do reabilitador, que contém todos os textos daquele do paciente e também as informações complementares sobre a reabilitação vestibular em uma linguagem mais científica.

O QUE É REABILITAÇÃO VESTIBULAR?
O sistema vestibular é um sistema que tem como função perceber a posição corporal e seus movimentos. Ele é dividido em sistema vestibular central e periférico.

O sistema vestibular periférico é um conjunto de órgãos que fazem parte do ouvido interno e se localizam numa região chamada labirinto posterior. No labirinto posterior, o ser humano possui receptores sensoriais que fornecem informações ao nosso organismo sobre a posição e os movimentos do nosso corpo. Ele age em conjunto com o sistema visual e com o sistema proprioceptivo (sistema osteomuscular). Pelos reflexos involuntários, nosso organismo se adapta a diferentes estímulos de modo a manter o equilíbrio corporal.

As informações sensoriais captadas pelo sistema vestibular periférico seguem por vias neurais, que são conhecidas como vias vestibulares centrais. Existe um complexo de núcleos, chamado de núcleos vestibulares, que se localiza na medula e na ponte. Esses núcleos se integram com atividades dos núcleos oculomotores, vias vestibulocerebelares, aferências proprioceptivas e cortical. Esse conjunto compreende o sistema vestibular periférico.

Quando o sistema vestibular apresenta alguma disfunção, seja periférica ou central, é bem provável que o indivíduo venha a apresentar algum grau de desequilíbrio corporal.

Estudos científicos demonstram que os exercícios de reabilitação vestibular encurtam o tempo de tratamento dos pacientes com tontura. Contudo, é preciso ter em mente que nem todo paciente com tontura vai se beneficiar dos exercícios de reabilitação vestibular.[1-4]

O princípio da reabilitação vestibular consiste em estimular os outros sistemas relacionados com o equilíbrio para "suprir" temporária e parcialmente o sistema vestibular. Numa segunda fase, ocorre uma supressão intencional dos outros sistemas, para estimular o sistema vestibular.

É muito importante lembrar que os exercícios de reabilitação vestibular não substituem o tratamento medicamentoso, quando for o caso. Portanto, o reabilitador não deve orientar o paciente a interromper qualquer prescrição médica. Por outro lado, é importante que o médico que acompanha o paciente saiba que, em alguns casos, o uso de medicamentos pode atrapalhar o processo de reabilitação vestibular.[5,6]

A reabilitação vestibular e as manobras de reposicionamento de otólitos são procedimentos distintos. As manobras de reposicionamento de otólitos são utilizadas no tratamento dos diferentes tipos de VPPB (Vertigem Posicional Paroxística Benigna).

Ao se diagnosticar um caso de VPPB, é importante que se realizem imediatamente as manobras de reposicionamento. Tratamento de VPPB não se resume somente à manobra de Epley. Abordar a VPPB nem sempre é fácil, pois muitas doenças podem simular uma VPPB. Outro aspecto importante é a utilização de lentes de Frenzel ou vídeo Frenzel no diagnóstico de paciente com suspeita de VPPB. Tais recursos ajudam bastante a percepção humana na observação dos nistagmos, principalmente os mais discretos. A utilização do vídeo Frenzel, em comparação com a observação a olho nu, sensibiliza a identificação do nistagmo de posicionamento e a determinação do canal semicircular acometido, em pacientes com vertigem posicional paroxística benigna.[7]

Orientações Iniciais
Caro reabilitador: lembre-se sempre de orientar o paciente corretamente sobre o uso deste material.

As informações em *itálico* referem-se ao conteúdo escrito no "Manual de reabilitação vestibular – guia do paciente", que é adquirido separadamente. Oriente seu paciente a adquiri-lo.

Como Usar o Manual de Reabilitação Vestibular?
Esse livro contém vários exercícios com fotos e textos explicativos. São exercícios que o paciente irá fazer em casa, mas é importante que realize apenas aqueles que forem orientados pelo terapeuta.

"Não realize qualquer exercício por conta própria. Tal prática pode prejudicar muito o seu tratamento. Somente o profissional habilitado, que detém o manual do reabilitador, está apto para orientá-lo quanto à utilização deste guia".

Orientações Para os Pacientes
1. Fazer os exercícios domiciliares, que foram orientados durante a sessão, de **2 a 3 vezes por dia**, em **todos os dias da semana**. Alguns casos podem necessitar de mais sessões durante o dia. Nesse caso, você será orientado pelo reabilitador.
2. Preencher o questionário de autoavaliação da tontura.
3. Utilizar roupas e calçados confortáveis (p. ex., tênis) durante a sessão e a realização dos exercícios em casa.
4. Durante a realização dos exercícios, é normal sentir um pouco de tontura ou enjoo, mas os exercícios não devem ser suspensos por esse motivo.

Se o paciente apresentar muito incômodo durante os exercícios, recomenda-se que o terapeuta forneça algumas alternativas na execução destes:

- Oriente o paciente a diminuir o número de vezes em que realiza os exercícios a cada dia. Por exemplo, se o paciente os estiver realizando 3 vezes por dia, oriente-o para executá-los 2 vezes ao dia.
- Oriente o paciente a mover a cabeça um pouco mais devagar em relação à velocidade atual.
- Oriente o paciente a realizar os exercícios em um período menor. Se, por exemplo, o paciente estiver realizando um exercício durante 60 segundos, poderá reduzir o tempo para 45 segundos.
- Oriente o paciente a realizar os exercícios em pequenos grupos. Por exemplo, em vez de fazer uma sequência de 6 exercícios, o paciente poderá realizar 3 exercícios, esperar um tempo e depois fazer os outros 3 exercícios.
- Oriente o paciente a aumentar o período de descanso entre cada exercício.

REFERÊNCIAS BIBLIOGRÁFICAS

1. Simoceli L, Bittar RSM, Sznifer J. Eficácia dos exercícios de adaptação do reflexo vestíbulo-ocular na estabilidade postural do idoso. *Arq Int Otorrinolaringol* 2008;12(2):183-8.
2. Morozetti PG, Ganança CF, Chiari BM. Comparação de diferentes protocolos de reabilitação vestibular em pacientes com disfunções vestibulares periféricas. *J Soc Bras Fonoaudiol* 2008;23(1):44-50.
3. Rocha Júnior PR, Kozan ES, Moraes JF, Pereira FG, Moreno AB. Vestibular rehabilitation in the quality of life and the symptomatology of dizziness among the elderly. *Cien Saude Colet* 2014;19(8):3365-74
4. Herdman SJ. Role of vestibular adaptation in vestibular rehabilitation. *Otolaryngol Head Neck Surg* 1998;119(1):49-54.
5. Zeigelboim BS, Frazza MM, Boaglio M, Caovilla HH, Ganança MM. Reabilitação labiríntica em instituições. In: Lagrotta MGM, Cesar CPHAR (orgs.). *A fonoaudiologia nas instituições*. São Paulo: Lovise; 1997. cap. 9. pp. 71-75.
6. Ganança MM, Caovilla HH. Como lidar com as tonturas e sintomas associados. In: Ganança MM, Munhoz MSL, Caovilla HH, Silva MLG. *Estratégias Terapêuticas em Otoneurologia*. São Paulo: Atheneu; 2001. p.1-20.
7. Gusman PV. *Da utilização do vídeo-frenzel no diagnóstico da vertigem de posicionamento*. Dissertação. Mestrado em Medicina (Otorrinolaringologia). Universidade Federal de São Paulo; 2002.

TESTES E QUESTIONÁRIOS DE TONTURA

A utilização de testes e questionários para verificar o quanto a tontura interfere no dia a dia do paciente é uma ferramenta valiosa para aqueles que se dispõem a trabalhar com reabilitação vestibular. A tontura é um sintoma muito amplo e bastante relativo na percepção entre cada paciente.

Os testes ou questionários destinados a avaliar esses pacientes são importantes para analisar como a tontura influencia o dia a dia destes. Tais testes também podem servir para quantificar, ainda que de uma maneira subjetiva, a evolução do quadro clínico. Existem testes que avaliam a percepção do paciente, outros que avaliam dados clínicos relacionados ao equilíbrio e, ainda, aqueles que avaliam aspectos sociais e emocionais relacionados com o quadro de tontura apresentado pelo paciente.

Existem diferentes testes para avaliar a relação da tontura com a qualidade de vida do paciente. O uso de mais de um deles pode melhorar a percepção do terapeuta em relação à evolução do quadro clínico do paciente.

DIZZINESS HANDICAP INVENTORY (DHI)

Em 1990, Jacobson e Newman elaboraram e validaram um questionário específico para tontura, o *Dizziness Handicap Inventory* (DHI), com o objetivo de avaliar a autopercepção dos efeitos incapacitantes provocados pela tontura.[1] A identificação dos aspectos mais afetados nesses indivíduos pode auxiliar na escolha da terapia mais adequada.[2] Além disso, o DHI tem sido utilizado como método de avaliação dos efeitos do tratamento otoneurológico, seja ele medicamentoso, cirúrgico e/ou de reabilitação física.[3,4]

O questionário DHI avalia os aspectos físicos, emocionais e funcionais do paciente em relação ao quadro de tontura.

No Quadro 3-1, descrevemos o questionário DHI adaptado para a língua portuguesa.

Resultados do DHI

No manual do paciente, temos um local apropriado para anotar a pontuação da escala DHI, conforme observamos no Quadro 3-2.

Quando o paciente comparecer ao primeiro dia de reabilitação vestibular, é importante que ele entregue o questionário preenchido.

O reabilitador deve seguir os critérios definidos no Quadro 3-3 para a definição da pontuação obtida no questionário. Quanto maior a pontuação obtida, pior o resultado. Este pode ser analisado como um todo ou também de acordo com os critérios avaliados (físico, emocional e funcional).

Quadro 3-1. Questionário DHI

	Marque com "X" (apenas uma opção)	SIM	NÃO	ÀS VEZES
FI	Olhar para cima piora sua tontura (ou desequilíbrio)?			
EM	Você se sente frustrado(a) por causa da tontura (ou desequilíbrio)?			
FU	Você restringe suas viagens de trabalho ou de lazer por causa da sua tontura ou desequilíbrio?			
FI	Andar por um corredor de um supermercado piora sua tontura (ou desequilíbrio)?			
FU	Por causa de sua tontura (ou desequilíbrio), você tem dificuldade ao se deitar ou ao se levantar da cama?			
FU	Sua tontura (ou desequilíbrio) restringe significantemente sua participação em atividades sociais, tais como sair para jantar, ir ao cinema, dançar ou ir a festas?			
FU	Por causa de sua tontura (ou desequilíbrio), você tem dificuldade para ler?			
FI	Sua tontura (ou desequilíbrio) piora quando você realiza atividades mais difíceis, como esportes, dança, trabalho, ou ainda atividades domésticas, como varrer e lavar louças?			
EM	Por causa de sua tontura (ou desequilíbrio), você tem medo de sair de casa sem ter alguém que o(a) acompanhe?			
EM	Por causa de sua tontura (ou desequilíbrio), você se sente envergonhado(a) na presença de outras pessoas?			
FI	Movimentos rápidos de cabeça pioram sua tontura (ou desequilíbrio)?			
FU	Por causa de sua tontura (ou desequilíbrio), você deixa de ir a lugares altos?			
FI	Virar-se na cama, quando deitado(a), faz piorar sua tontura (ou desequilíbrio)?			
FU	Por causa de sua tontura (ou desequilíbrio), é difícil para você realizar trabalhos domésticos pesados ou cuidar de quintal, por exemplo?			
EM	Por causa de sua tontura (ou desequilíbrio), você tem medo que as pessoas pensem que você está drogado(a) ou alcoolizado(a)?			
FU	Por causa de sua tontura (ou desequilíbrio), é difícil para você andar sozinho(a)?			
FI	Caminhar na calçada piora a tontura?			
EM	Por causa de sua tontura, você tem dificuldade de se concentrar?			
FU	Por causa de sua tontura, você não consegue andar no escuro?			
EM	Por causa de sua tontura, você tem medo de ficar em casa sozinho(a)?			
EM	Por causa de sua tontura, você se sente incapacitado(a)?			

Continua.

Quadro 3-1. *(Cont.)* Questionário DHI

	Marque com "X" (apenas uma opção)	SIM	NÃO	ÀS VEZES
EM	Sua tontura ou desequilíbrio prejudica suas relações com membros da família ou amigos?			
EM	Por causa de sua tontura ou desequilíbrio, você está deprimido(a)?			
FU	Sua tontura ou desequilíbrio interfere em seu trabalho ou responsabilidades em casa?			
FI	Inclinar-se piora a sua tontura (ou desequilíbrio)?			

Quadro 3-2. Pontuação obtida no DHI

Avaliação	Pontuação
1	
2	
...	...

Quadro 3-3. Critérios de pontuação do questionário DHI

Orientações sobre o questionário
A cada resposta deve-se marcar o número de pontos de acordo com o critério: • Cada resposta "sim" = 04 pontos. • Cada resposta "às vezes" = 02 pontos. • Cada resposta "não" = 00 pontos. O escore final é a somatória dos pontos obtidos em todos os aspectos. Quanto maior o escore, pior o resultado.

MOTION SENSITIVITY QUOTIENT TEST (MSQ)

Este teste é útil na avaliação de pacientes que se queixam de desequilíbrio aos movimentos.[5,6]

O MSQ TEST (Quadro 3-4) colabora, inclusive, na seleção de exercícios de habituação no processo de reabilitação de distúrbios vestibulares periféricos.

Critérios de Avaliação

1. Para cada movimento, o paciente relata a intensidade dos sintomas numa escala de 1 a 5 após o movimento ter sido completado.
2. O reabilitador calcula o número de segundos até que os sintomas do paciente retornem aos níveis basais antes do movimento e aplica o seguinte critério:
   • Menos de 5 segundos: 0 pontos.
   • De 5 a 10 segundos: 1 ponto.
   • De 11 a 30 segundos: 2 pontos.
   • Mais de 30 segundos: 3 pontos.
3. A soma da intensidade com a duração e o resultado final é multiplicado pelo número de posições que causam sintomas. O valor é dividido por 20,48.
4. Resultado (deve ser anotado no Quadro 3-5).
   • Valor final 0 a 10 = leve sensibilidade aos movimentos.
   • 11 a 30 = moderada sensibilidade aos movimentos.
   • 31 a 100 = severa sensibilidade aos movimentos.

Quadro 3-4. MSQ Test

Movimento	Intensidade	Duração	Escore
1) Sentado para supino			
2) Supino para lado esquerdo			
3) Supino para lado direito			
4) Supino para sentado			
5) Posição de Dix-Hallpike para a esquerda			
6) Da posição de Dix-Hallpike esquerda para sentado			
7) Posição de Dix-Hallpike para a direita			
8) Da posição de Dix-Hallpike direita para sentado			
9) Sentado para cabeça fletida em direção ao joelho esquerdo			
10) Cabeça fletida em direção ao joelho esquerdo para cabeça erguida			
11) Sentado para cabeça fletida em direção ao joelho direito			
12) Cabeça fletida em direção ao joelho direito para cabeça erguida			
13) Sentando, movimentar a cabeça horizontalmente por 5 vezes			
14) Sentando, movimentar a cabeça verticalmente por 5 vezes			
15) Em ortostatismo, girar 180º para a esquerda			
16) Em ortostatismo, girar 180º para a direita			

Quadro 3-5. Resultado MSQ Test

Data	Valor	Comentários

O MSQ TEST também colabora para determinar as atividades que o paciente realizará em casa. Se optar por essa conduta, orientamos o reabilitador a selecionar até quatro movimentos dos mais difíceis para o paciente. Estes devem ser inseridos na rotina de exercícios domiciliares do paciente (de duas a três vezes ao dia).

VERTIGO HANDICAP QUESTIONAIRE (VHQ)
Outro teste que pode ser utilizado na abordagem do paciente com tontura é o VHQ (Quadro 3-6). Este teste parece ser mais sensível em detectar as variações do paciente ao longo do tratamento do que o DHI.[7,8] O paciente deve ser orientado sobre a maneira correta de preencher o questionário.

Quadro 3-6. Questionário VHQ

Leia cada afirmação e depois escreva o número de 0 a 4 para indicar sua percepção neste momento.
0: nunca, 1: ocasionalmente, 2: às vezes, 3: frequentemente e 4: sempre.

- Acho que a vertigem me restringe socialmente.
- Ainda consigo participar de atividades de lazer ativo (por exemplo, natação, dança, esportes).
- Alguns dos meus amigos ou parentes ficam impacientes por causa da vertigem que sinto.
- Posso me mover rápido e livremente.
- Sinto-me menos confiante do que costumava ser.
- Estou feliz de sair sozinho(a).
- Minha vertigem significa que a minha vida familiar é restrita.
- Estou achando que meus *hobbies* menos ativos estão difíceis de realizar (por exemplo, costura, leitura).
- Eu ainda sou capaz de viajar apesar da vertigem.
- Evito girar o meu corpo.
- Minha família lida com a vertigem no meu ritmo.
- Meus amigos não têm certeza de como agir comigo.
- Acho que pode haver algo de errado comigo.
- As pessoas são compreensivas sobre os problemas que as vertigens causam.
- Fico ansioso(a) no caso de ter um inesperado ataque de vertigem.
- Durante um ataque de vertigem, eu posso continuar com o que estou fazendo.
- Acho os ataques assustadores.
- Sou capaz de andar longas distâncias.
- A vertigem me preocupa.
- Evito fazer planos para o futuro por medo de não poder comparecer no dia.
- Acredito que posso lidar com as atividades do dia a dia sem dificuldades.
- Tenho medo de derrubar os objetos de outras pessoas.
- Tenho ficado deprimido(a) por causa da vertigem.
- Durante o ataque de vertigem, se sentar, eu melhoro.
- Se eu tiver um ataque de vertigem em público, fico constrangido(a).

As instruções a seguir devem estar disponíveis para o paciente:
As declarações escritas no quadro descrevem as maneiras pelas quais a vertigem pode afetar a vida das pessoas. (Em todo o questionário a palavra "vertigem" é usada para descrever as sensações que você pode chamar de tontura, vertigem ou instabilidade.) Nós gostaríamos que você indicasse se a vertigem afetou a vida em qualquer dessas formas escrevendo um número entre 0 e 4.

Quadro 3-7. Resultado do VHQ Test

Data	Valor	Comentários

Resultado: varia de 0 a 100 (quanto maior o número, pior o resultado).

Os resultados devem ser anotados no local apropriado (Quadro 3-7). O resultado varia de 0 a 100 (quanto maior o número, pior é o resultado).

ESCALA DE EQUILÍBRIO DE BERG

O teste de equilíbrio de Berg é bastante útil na avaliação de risco para quedas, principalmente em pacientes idosos.[9-11] O Quadro 3-8 destaca as provas realizadas no teste de equilíbrio de Berg. Posteriormente, cada prova é detalhada para orientar o reabilitador sobre a realização destas.

Instruções

1. Posição sentada para a posição em pé.
   - *Instrução:* "Por favor, levante-se. Tente não usar as mãos para se apoiar."
     (4) capaz de levantar-se sem utilizar as mãos e estabilizar-se independentemente.
     (3) capaz de levantar-se independentemente e estabilizar-se independentemente.
     (2) capaz de levantar-se utilizando as mãos após diversas tentativas.
     (1) necessita de ajuda mínima para se levantar ou se estabilizar.
     (0) necessita de ajuda moderada ou máxima para se levantar.

Quadro 3-8. Escala de Equilíbrio de Berg

1. Posição sentada para ortostatismo	
2. Em ortostatismo, sem apoio	
3. Sentado sem apoio	
4. Em ortostatismo para posição sentada	
5. Transferências	
6. Em ortostatismo com os olhos fechados	
7. Em ortostatismo com os pés juntos	
8. Reclinando-se à frente com os braços estendidos	
9. Apanhando objeto do chão	
10. Virando-se para olhar para trás	
11. Girando 360 graus	
12. Colocando os pés alternadamente sobre um banco	
13. Em ortostatismo com um pé em frente ao outro	
14. Em ortostatismo, apoiando-se em um dos pés	
TOTAL	

2. Permanecer em pé sem apoio.
   - *Instrução:* "Por favor, fique em pé por 2 minutos sem se apoiar."
   (4) capaz de permanecer em pé com segurança por 2 minutos.
   (3) capaz de permanecer em pé por 2 minutos com supervisão.
   (2) capaz de permanecer em pé por 30 segundos sem apoio.
   (1) necessita de várias tentativas para permanecer em pé por 30 segundos sem apoio.
   (0) incapaz de permanecer em pé por 30 segundos sem apoio. (Se o paciente for capaz de permanecer em pé por 2 minutos sem apoio, dê o número total de pontos para o item 3. **Continue com o item 4.**)
3. Permanecer sentado sem apoio nas costas, mas com os pés apoiados no chão ou num banquinho.
   - *Instrução:* "Por favor, fique sentado sem apoiar as costas, com os braços cruzados, por 2 minutos."
   (4) capaz de permanecer sentado com segurança e com firmeza por 2 minutos.
   (3) capaz de permanecer sentado por 2 minutos com supervisão.
   (2) capaz de permanecer sentado por 30 segundos.
   (1) capaz de permanecer sentado por 10 segundos.
   (0) incapaz de permanecer sentado sem apoio por 10 segundos.
4. Posição em pé para a posição sentada.
   - *Instrução:* "Por favor, sente-se."
   (4) senta-se com segurança, com uso mínimo das mãos.
   (3) controla a descida utilizando as mãos.
   (2) utiliza a parte posterior das pernas contra a cadeira para controlar a descida.
   (1) senta-se independentemente, mas tem descida sem controle.
   (0) necessita de ajuda para sentar-se.
5. Transferências.
   - *Instrução:* Arrume as cadeiras perpendicularmente, ou uma de frente para a outra, para uma transferência em pivô. Peça ao paciente que se transfira de uma cadeira com apoio de braço para uma cadeira sem apoio de braço, e vice-versa. Você poderá utilizar duas cadeiras ou uma cama e uma cadeira.
   (4) capaz de transferir-se com segurança com o uso mínimo das mãos.
   (3) capaz de transferir-se com segurança com o uso das mãos.
   (2) capaz de transferir-se seguindo orientações verbais e/ou supervisão.
   (1) necessita de uma pessoa para ajudar.
   (0) necessita de duas pessoas para ajudar ou supervisionar a tarefa com segurança.
6. Permanecer em pé sem apoio com os olhos fechados.
   - *Instrução:* "Por favor, fique em pé e feche os olhos por 10 segundos."
   (4) capaz de permanecer em pé por 10 segundos com segurança.
   (3) capaz de permanecer em pé por 10 segundos com supervisão.
   (2) capaz de permanecer em pé por 3 segundos.
   (1) incapaz de permanecer com os olhos fechados durante 3 segundos, mas se mantém em pé.
   (0) necessita de ajuda para não cair.

7. Permanecer em pé sem apoio com os pés juntos.
   - *Instrução:* "Junte seus pés e fique em pé sem se apoiar."
   (4) capaz de posicionar os pés juntos, independentemente, e permanecer por 1 minuto com segurança.
   (3) capaz de posicionar os pés juntos, independentemente, e permanecer por 1 minuto com supervisão.
   (2) capaz de posicionar os pés juntos, independentemente, e permanecer por 30 segundos.
   (1) necessita de ajuda para posicionar-se, mas é capaz de permanecer com os pés juntos durante 15 segundos.
   (0) necessita de ajuda para posicionar-se e é incapaz de permanecer nessa posição por 15 segundos.

8. Alcançar à frente com o braço estendido, permanecendo em pé.
   - *Instrução:* "Levante o braço a 90°. Estique os dedos e tente alcançar à frente o mais longe possível." O examinador posiciona a régua no fim da ponta dos dedos, quando o braço estiver a 90°. Ao serem esticados para frente, os dedos não devem tocar a régua. A medida a ser registrada é a distância que os dedos conseguem alcançar quando o paciente se inclina para frente o máximo que conseguir. Quando possível, peça ao paciente que use ambos os braços, para evitar rotação do tronco.
   (4) pode avançar à frente mais de 25 cm com segurança.
   (3) pode avançar à frente mais de 12,5 cm com segurança.
   (2) pode avançar à frente mais de 5 cm com segurança.
   (1) pode avançar à frente, mas necessita de supervisão.
   (0) perde o equilíbrio na tentativa, ou necessita de apoio externo.

9. Pegar um objeto do chão a partir de uma posição em pé.
   - *Instrução:* "Pegue o sapato/chinelo que está à frente dos seus pés."
   (4) capaz de pegar o chinelo com facilidade e segurança.
   (3) capaz de pegar o chinelo, mas necessita de supervisão.
   (2) incapaz de pegá-lo, mas se estica até ficar a 2-5 cm do chinelo e mantém o equilíbrio independentemente.
   (1) incapaz de pegá-lo, necessitando de supervisão enquanto está tentando.
   (0) incapaz de tentar, ou necessita de ajuda para não perder o equilíbrio ou cair.

10. Virar-se e olhar para trás por cima dos ombros direito e esquerdo enquanto permanece em pé.
    - *Instrução:* "Vire-se para olhar diretamente atrás de você por cima do ombro esquerdo, sem tirar os pés do chão. Faça o mesmo por cima do ombro direito." O examinador poderá pegar um objeto e posicioná-lo diretamente atrás do paciente para estimular o movimento.
    (4) olha para trás para ambos os lados com boa distribuição do peso.
    (3) olha para trás somente de um lado; o lado contrário demonstra menor distribuição do peso.
    (2) vira somente para os lados, mas mantém o equilíbrio.
    (1) necessita de supervisão para virar.
    (0) necessita de ajuda para não perder o equilíbrio ou cair.

11. Girar 360°.
    - *Instrução:* "Gire completamente em torno de si mesmo. Pausa. Gire completamente em torno de si mesmo para o lado contrário."
    (4) capaz de girar 360° com segurança em 4 segundos ou menos.
    (3) capaz de girar 360° com segurança somente para um lado em 4 segundos ou menos.
    (2) capaz de girar 360° com segurança, mas lentamente.
    (1) necessita de supervisão próxima ou orientações verbais.
    (0) necessita de ajuda enquanto gira.

12. Posicionar os pés alternadamente no degrau ou banquinho enquanto permanece em pé sem apoio.
    - *Instrução:* "Toque cada pé alternadamente no degrau/banquinho. Continue até que cada pé tenha tocado o degrau/banquinho 4 vezes."
    (4) capaz de permanecer em pé independentemente e com segurança, completando 8 movimentos em 20 segundos.
    (3) capaz de permanecer em pé independentemente, completando 8 movimentos em mais de 20 segundos.
    (2) capaz de completar 4 movimentos sem ajuda.
    (1) capaz de completar mais de 2 movimentos com o mínimo de ajuda.
    (0) incapaz de tentar ou necessita de ajuda para não cair.

13. Permanecer em pé sem apoio com um pé à frente.
    - *Instrução:* **Demonstre para o paciente.** "Coloque um pé diretamente à frente do outro na mesma linha; se você achar que não irá conseguir, coloque o pé um pouco mais à frente do outro pé e levemente para o lado."
    (4) capaz de colocar um pé imediatamente à frente do outro independentemente e permanecer por 30 segundos.
    (3) capaz de colocar um pé um pouco mais à frente do outro e levemente para o lado independentemente e permanecer por 30 segundos.
    (2) capaz de dar um pequeno passo independentemente e permanecer por 30 segundos.
    (1) necessita de ajuda para dar o passo, porém permanece por 15 segundos.
    (0) perde o equilíbrio ao tentar dar um passo ou ficar em pé.

14. Permanecer em pé sobre uma perna.
    - *Instrução:* "Fique em pé sobre uma perna o máximo que você puder sem se segurar."
    (4) capaz de levantar uma perna independentemente e permanecer por mais de 10 segundos.
    (3) capaz de levantar uma perna independentemente e permanecer por 5-10 segundos.
    (2) capaz de levantar uma perna independentemente e permanecer por 3 ou 4 segundos.
    (1) tenta levantar uma perna, mas é incapaz de permanecer por 3 segundos, embora permaneça em pé independentemente.
    (0) incapaz de tentar, ou necessita de ajuda para não cair.

   No fim do teste, some a pontuação correspondente a cada resultado obtido em cada uma das provas do teste de equilíbrio de Berg (Quadro 3-9).

Quadro 3-9. Resultado da Escala de Berg

Data	Valor	Comentários

Com o resultado final em mãos, a interpretação dos resultados segue os seguintes parâmetros:

- 0 a 36 pontos: risco para quedas.
- 37 a 44 pontos: locomoção segura, mas com recomendação de assistência ou com auxiliares de marcha.
- 45 a 56 pontos: não existem riscos de quedas.

POSTUROGRAFIA ESTÁTICA COM PROVAS DINÂMICAS

Utilizamos em nosso serviço a plataforma de Posturografia Hórus, da marca Contronic.[12]

As indicações[13] para a realização de testes na plataforma de posturografia são:

- Para quem tem como única queixa a instabilidade ao ficar de pé ou ao andar.
- Para quem tem quedas inexplicáveis.
- Como parte de um programa de prevenção de quedas.
- Para otoneurologia ocupacional.
- Para avaliar e monitorar o desequilíbrio associado a vertigem ou não.
- Para estabelecer metas e comprovar objetivamente o resultado da RV.
- Para realizar a Reabilitação Vestibular. Nesse caso, utilizamos um módulo com exercícios corporais e visuais fornecidos pelo *software* do programa.

O exame consiste em colocar o paciente a ser testado na posição "de sentido" sobre uma plataforma de força. Esta plataforma mede e registra graficamente a localização do centro de pressão que o indivíduo exerce sobre ela, assim como o seu deslocamento em diferentes condições.

O primeiro parâmetro avaliado é a Área do Limite de Estabilidade. Este é determinado pedindo-se ao paciente que se incline o máximo possível, sem se desequilibrar, nas direções anteroposterior e mediolateral por duas vezes seguidas. O resultado é uma área medida em milímetros quadrados, dentro da qual ele pode se inclinar sem possibilidade de cair. É importante orientar o paciente no sentido de não flexionar o tronco sobre os membros inferiores para não obtermos um resultado incorreto. A inclinação do paciente deve ser em bloco único.

A seguir, se solicita ao paciente que permaneça o mais imóvel possível, sempre na mesma posição "de sentido" durante **30 segundos**, em sete condições diferentes (C1, C2, C3, C4, C5, C6 e C7). Em cada uma das condições é analisada a oscilação que o sujeito apresenta nos seguintes seis parâmetros:

- Área de Elipse de 95% de confiança da oscilação.
- Velocidade Média da oscilação nos sentidos anteroposterior e mediolateral.
- Frequência de 80% das oscilações nos sentidos anteroposterior e mediolateral.
- Posição média do centro de pressão.

As duas primeiras condições ocorrem sobre a plataforma com superfície estável:
- C1 – Olhando em frente, fixando o olhar no alvo.
- C2 – De olhos fechados.

Nas outras cinco, a superfície é instável (almofada colocada sobre a plataforma).
- C3 – Olhando em frente, fixando o olhar no alvo.
- C4 – De olhos fechados.
- C5 – Olhando para um estímulo Optocinético para a direita.
- C6 – Olhando para um estímulo Optocinético para a esquerda.
- C7 – Olhando para um estímulo em forma de túnel.

Por meio desses testes, podemos calcular o equilíbrio funcional residual, e a partir dos resultados de cada condição é realizada uma análise sensorial distribuída em alterações somatossensorial, visual, vestibular e dependência visual.

As Figuras 3-1 e 3-2 consistem em dois resultados de posturografia de um mesmo paciente (antes e após 1 mês de reabilitação vestibular).

Podemos observar que houve uma melhora nos parâmetros avaliados no teste de integração sensorial, sendo que, em alguns parâmetros, os valores ultrapassaram os limites de referência. Portanto, a posturografia pode, de maneira mensurável, demonstrar a melhora clínica do paciente ao longo do tratamento.

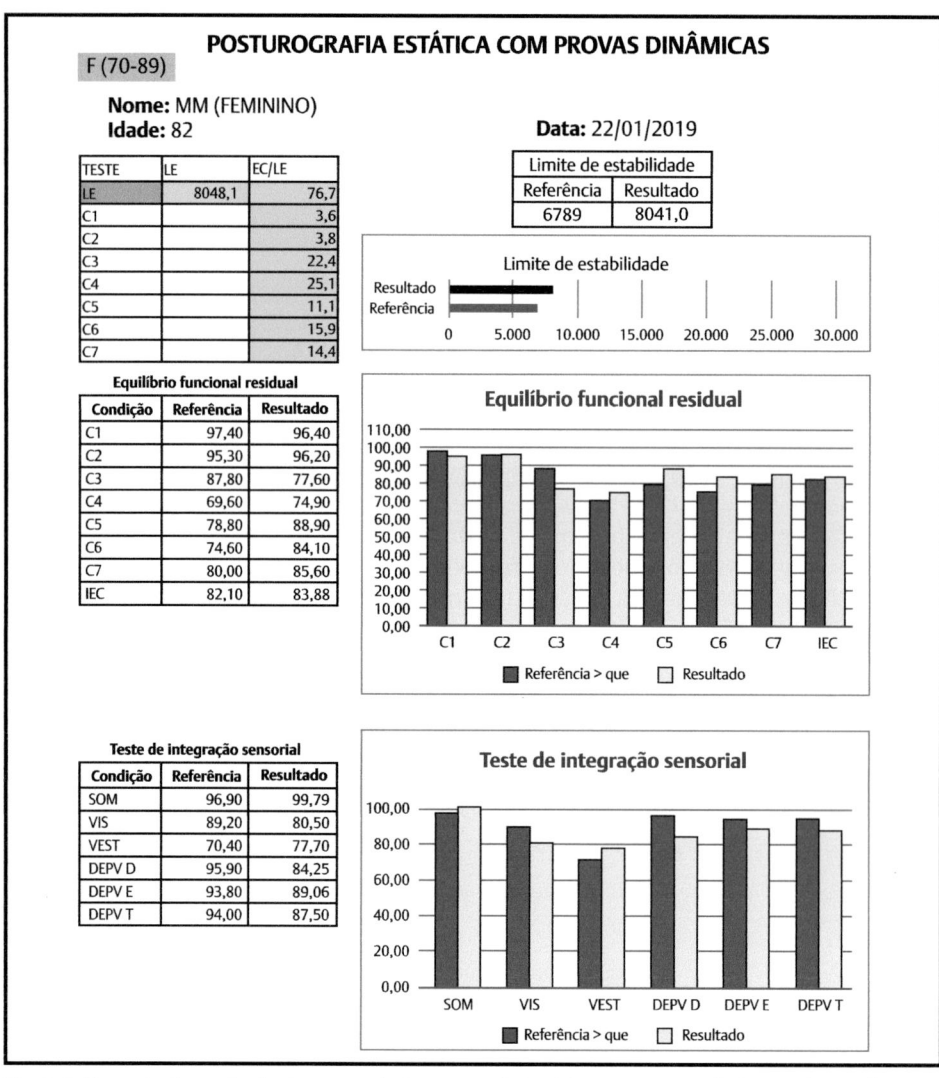

Fig. 3-1. Exemplo de resultado de exame de Posturografia Estática com provas dinâmicas (antes da reabilitação). Som: somatossensorial; VIS: visual; VEST: vestibular; DEPV D: dependência visual direita; DEPV E: dependência visual esquerda; DEPV T: dependência visual túnel.

POSTUROGRAFIA ESTÁTICA COM PROVAS DINÂMICAS

F (70-89)

Nome: MM (FEMININO)
Idade: 82
Data: 26/02/2019

TESTE	LE	EC/LE
LE	9779,8	73,7
C1		2,7
C2		3,2
C3		8
C4		14,4
C5		6,6
C6		10,8
C7		9,2

Limite de estabilidade

Referência	Resultado
6789	9779,8

Equilíbrio funcional residual

Condição	Referência	Resultado
C1	97,40	97,30
C2	95,30	96,80
C3	87,80	92,00
C4	69,60	85,60
C5	78,80	93,40
C6	74,60	89,20
C7	80,00	90,80
IEC	82,10	91,01

Teste de integração sensorial

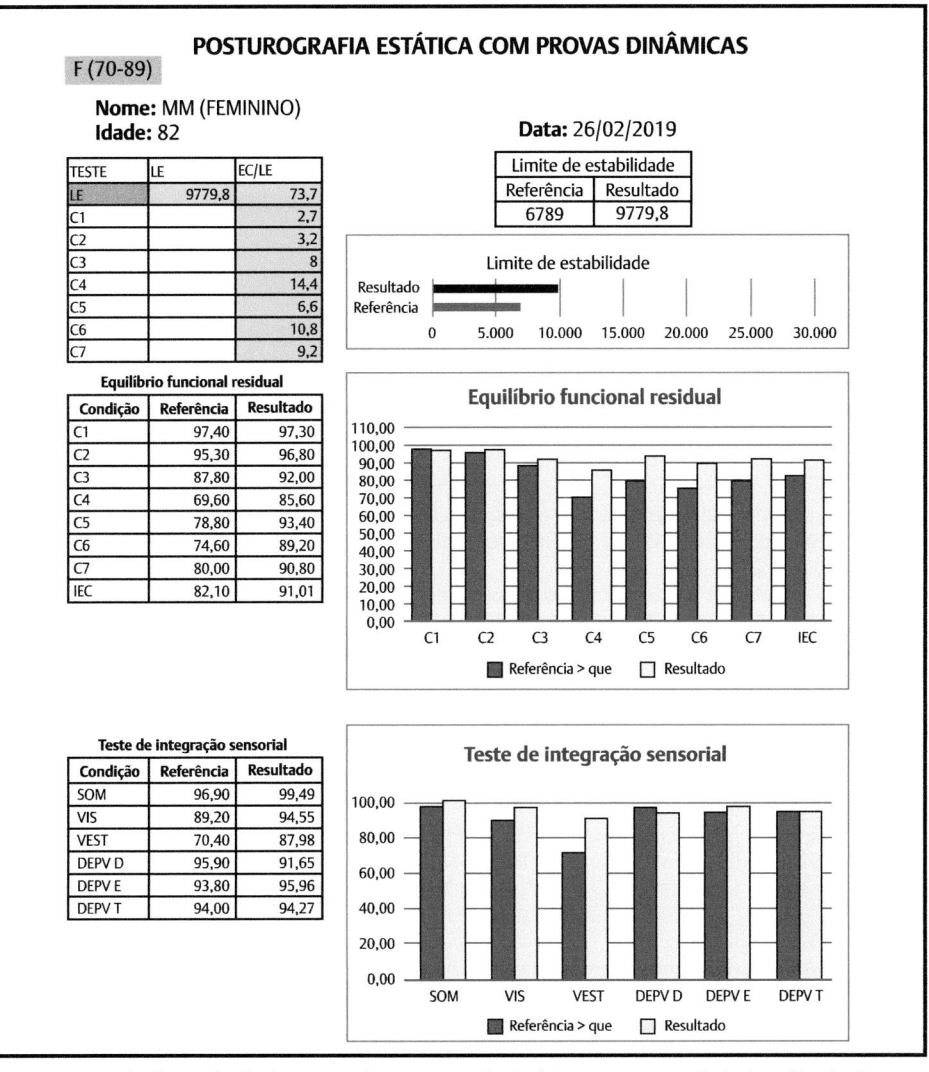

Condição	Referência	Resultado
SOM	96,90	99,49
VIS	89,20	94,55
VEST	70,40	87,98
DEPV D	95,90	91,65
DEPV E	93,80	95,96
DEPV T	94,00	94,27

Fig. 3-2. Exemplo de resultado de Exame de Posturografia Estática com provas dinâmicas (1 mês de reabilitação).

QUAL TESTE DE AVALIAÇÃO DEVO USAR?

Resumindo, utilizamos um ou mais entre os cinco testes ou questionários apresentados previamente na avaliação e no acompanhamento dos nossos pacientes.

A escolha de qual teste usar para avaliação e acompanhamento do paciente será determinada de acordo com os parâmetros que o reabilitador julgar mais importantes.

Vale lembrar que o MSQ, a Escala de Berg e a Posturografia Estática com provas dinâmicas são realizados pelo reabilitador, enquanto o VHQ e DHI são questionários preenchidos pelo próprio paciente.

REFERÊNCIAS BIBLIOGRÁFICAS

1. Jacobson GP, Newman CW. The development of the Dizziness Handicap Inventory. *Arch Otolaryngol Head Neck Surg* 1990;116(4):424-7.
2. Yardley L, Britton J, Lear S, Bird J, Luxon LM. Relationship between balance system function and agoraphobic avoidance. *Behav Res Ther* 1995;33(4):435-9.
3. Castro ASO, Gazzola JM, Natour J, Ganança FF. Versão brasileira do Dizziness Handicap Inventory. *Pró-Fono R Atual Cient* 2007;19(1):97-104.
4. Pérez N, Garmendia I, Martín E, García-Tapia R. Cultural adaptation of 2 questionnaires for health measurement in patients with vertigo. *Acta Otorrinolaringol Esp* 2000;51(7):572-80.
5. Akin FW, Davenport MJ. Validity and reliability of the Motion Sensitivity Test. *J Rehabil Res Dev* 2003;40(5):415-21.
6. Norré ME, Beckers AM. Vestibular habituation training. Specificity of adequate exercise. *Arch Otolaryngol Head Neck Surg* 1988;114(8):883-6.
7. Morris AE, Lutman ME, Yardley L. Measuring outcome from Vestibular Rehabilitation, Part I: Qualitative development of a new self-report measure. *Int J Audiol* 2008;47(4):169-77.
8. Morris AE, Lutman ME, Yardley L. Measuring outcome from vestibular rehabilitation, part II: refinement and validation of a new self-report measure. *Int J Audiol* 2009;48(1):24-37.
9. Berg KO, Wood-Dauphinee SL, Williams JI, Maki B. Measuring balance in the elderly: validation of an instrument. *Can J Public Health* 1992;83(Suppl 2):S7-11.
10. Berg K, Wood-Dauphinee S, Williams JI. The balance scale: reliability assessment with elderly residents and patients with an acute stroke. *Scand J Rehabil Med* 1995;27(1):27-36.
11. Miyamoto ST, Lombardi Junior I, Berg KO, Ramos LR, Natour J. Brazilian version of the Berg balance scale. *Braz J Med Biol Res* 2004;37(9):1411-21.
12. Tavares MC. *A posturografia e avaliação integral do equilíbrio*. 2017. Acesso em 11/03/2019. Disponível em: http://www.contronic.com.br/artigo/A-posturografia-e-a-avalia%C3%A7%C3%A3o-integral-do-equil%C3%ADbrio.pdf
13. Monteiro M, Castillo R, Santos M, Pimentel JM. Videonistagmografia e Posturografia Computadorizada Indicações e Limitações. *Rev Port Otorrinolaringol Cir Cabeça e Pescoço* 2008;46(2):89-93.

CLASSIFICAÇÃO DOS TIPOS DE EXERCÍCIOS

Antes de desenvolver este protocolo, utilizávamos a reabilitação vestibular proposta por Sauvage e Grenier,[1] denominada "quatro gavetas". A divisão dos exercícios em gavetas ocorre da seguinte maneira:

- Exercícios da 1ª gaveta: exercícios de coordenação olho-cabeça.
- Exercícios da 2ª gaveta: exercícios de manutenção postural e do equilíbrio.
- Exercícios da 3ª gaveta: exercícios giratórios.
- Exercícios da 4ª gaveta: exercícios de sensibilização.

A reabilitação vestibular das quatro gavetas consiste em exercícios que são divididos por módulos, que os autores chamam de gavetas, e todo o processo de reabilitação consiste em seguir a ordem dos exercícios propostos nessas gavetas. O tratamento consiste em exercícios que promovem a adaptação, substituição e sensibilização:

- A adaptação consiste em criar novos "esquemas funcionais" e também na reorganização das funções vestibulares restantes.
- A substituição consiste em intensificar os outros meios que participam do equilíbrio, tais como a visão e a propriocepção e os reflexos correspondentes.
- A sensibilização consiste em despertar e aumentar as capacidades vestibulares com movimentos que tendem a desestabilizar as respostas visuais e proprioceptivas.

Entretanto, observamos que a reabilitação vestibular não se baseia em um único caminho ou sequência. Muitas vezes temos de seguir trilhas diferentes ou até mesmo criar alguns atalhos para obtermos melhores resultados. Esse foi um dos motivos que motivou o desenvolvimento deste manual.

Quando o reabilitador planeja uma sequência na execução dos exercícios, é de grande importância ter flexibilidade para introduzir novas modalidade e novos exercícios. É sempre importante introduzir novos exercícios sem, entretanto, abdicar daqueles que já foram realizados (pelo menos, no que diz respeito ao tipo de exercício de acordo com sua classificação).

Para efeito didático, os exercícios listados neste manual são classificados de acordo com a sua função em exercícios de:

- Habituação.
- Estabilização do olhar.
- Estabilização postural.
- Giratórios.

- Sensibilização.
- Optocinéticos.
- Outros estímulos.

Da mesma maneira, quando for possível, classificamos os exercícios de acordo com as "quatro gavetas" de Sauvage e Grenier.

REFERÊNCIA BIBLIOGRÁFICA
14. Sauvage JP, Grenier H. *Reabilitação Vestibular-Guia Prático*. Rio de Janeiro: Revinter; 2017.

ILUSTRAÇÕES

CAPÍTULO 5

As ilustrações adiante são exemplos de exercícios que podem ser realizados na reabilitação vestibular. Elas também se encontram no manual do paciente e colaboram para a melhor compreensão dos exercícios a serem realizados em casa.

EXERCÍCIOS

1) Olhar para cima e para baixo, **sem** mexer a cabeça. **(Habituação)**

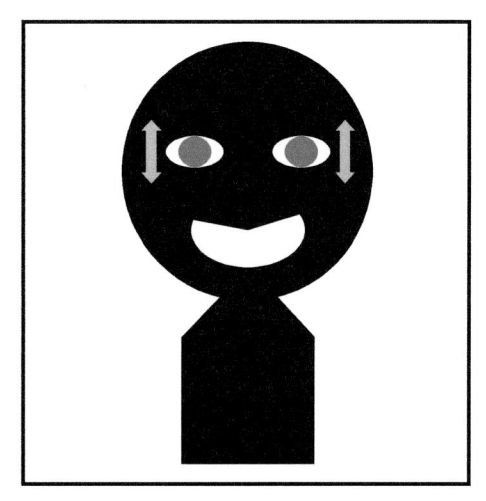

2) Olhar para um lado e para o outro, **sem** mexer a cabeça. **(Habituação)**

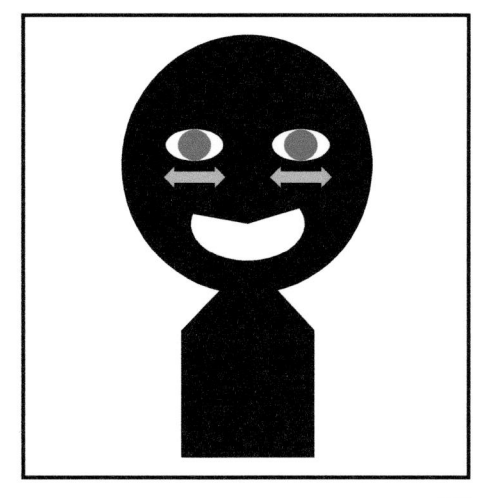

3) Aproximar e afastar o dedo, olhando **sempre** para o dedo. **(Habituação)**

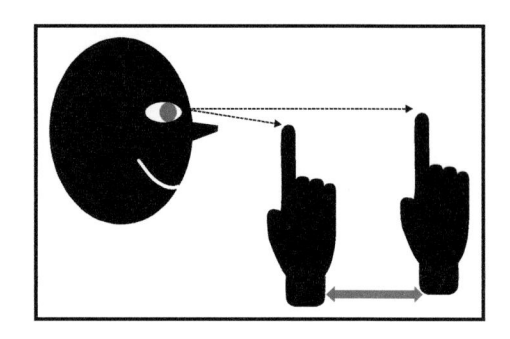

4) Deitado, com um braço esticado, movimentá-lo para cima e para baixo e de um lado para o outro, acompanhando com os olhos e com a cabeça. **(Estabilização do olhar/1ª gaveta)**

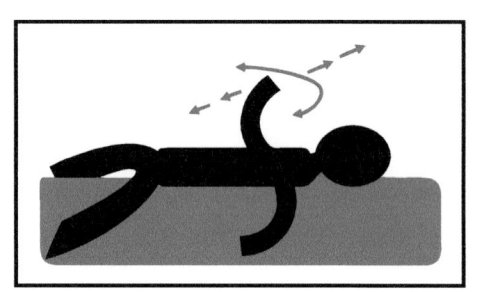

5) Em pé, com um objeto em cada mão, esticar um braço para cima e o outro para baixo, e olhar para os objetos alternadamente, movimentando a cabeça. **(Estabilização do olhar/1ª gaveta)**

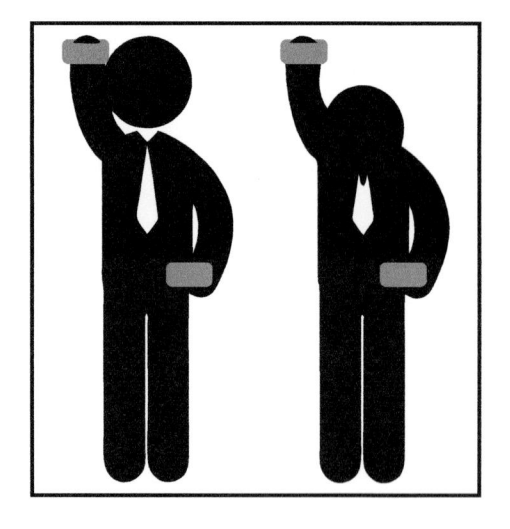

6) Em pé, com um objeto em cada mão, esticar um braço para um lado e o outro para o outro lado, em seguida olhar para os objetos alternadamente, movimentando a cabeça. **(Estabilização do olhar/1ª gaveta)**

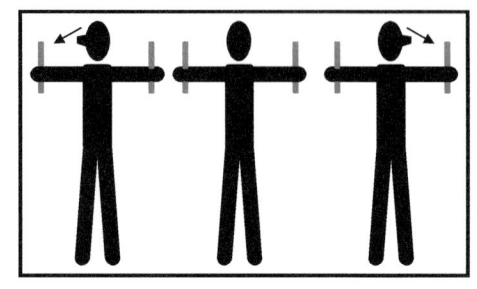

7) Fixar os olhos em um ponto fixo à frente e movimentar a cabeça para um lado e para o outro (movimento de "**não**"), SEM tirar os olhos do ponto fixo. Repetir movimentando a cabeça para cima e para baixo. (**Estabilização do olhar**)

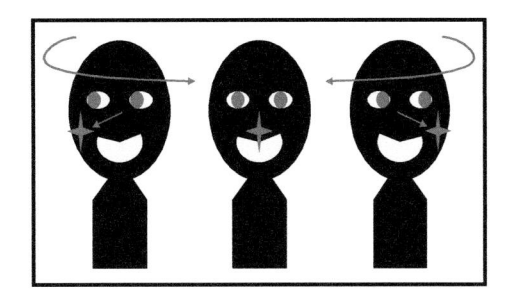

8) Fixar os olhos em um objeto e movimentar a cabeça para um lado e para o outro (movimento de "**não**"), enquanto o objeto se movimenta no sentido oposto, **sem** tirar os olhos do objeto. (**Estabilização do olhar**)

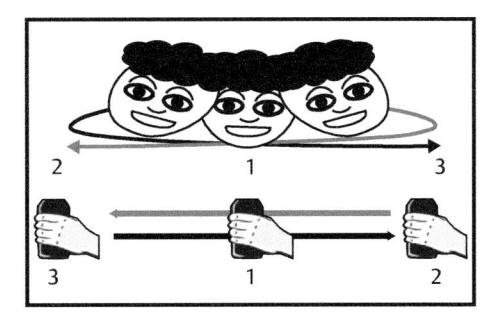

9) Pegar um objeto com as duas mãos e esticar os braços para frente. Depois, movimentar os braços para um lado e para o outro, acompanhando o objeto com os olhos e com a cabeça. (**Estabilização do olhar/Habituação/1ª gaveta**)

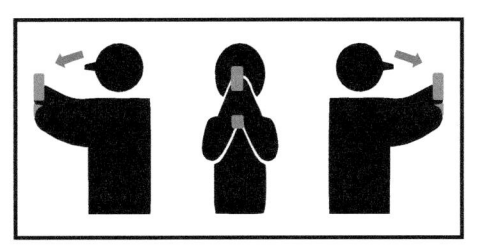

10) Pegar um objeto com as duas mãos e esticar os braços para frente. Depois, movimentar os braços para cima e para baixo, acompanhando o objeto com os olhos e com a cabeça. (**Estabilização do olhar/Habituação/1ª gaveta**)

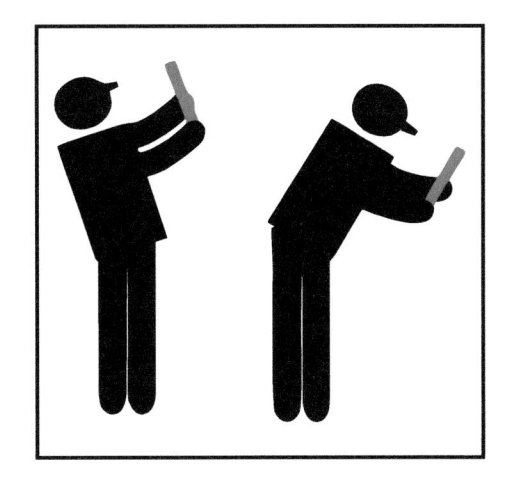

11) Movimentar a cabeça para cima e para baixo (movimento do "**sim**"). **(Habituação/1ª gaveta)**

12) Movimentar a cabeça para um lado e para o outro (movimento do "**não**"). **(Habituação/1ª gaveta)**

13) Movimentar a cabeça em direção a um ombro e depois em direção ao outro (movimento do "**talvez**"). **(Habituação/1ª gaveta)**

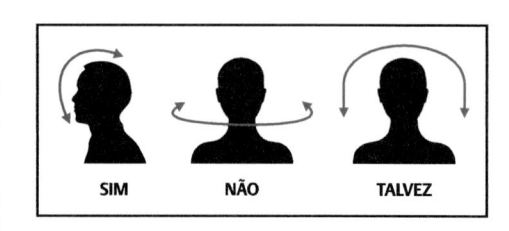

14) Segurar o papel e ler o texto movimentando a cabeça para um lado e para o outro. Repetir movimentando a cabeça para cima e para baixo. **(Estabilização do olhar/Habituação)**

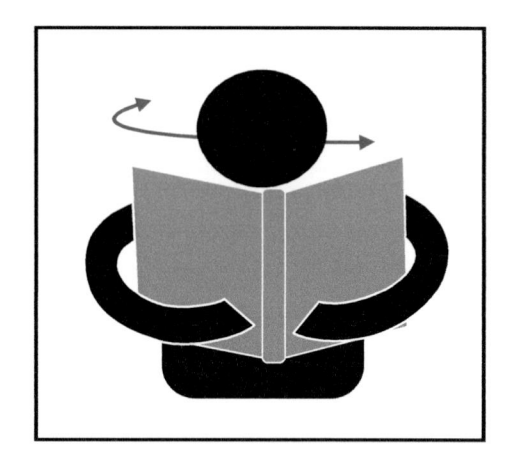

15) Fixar duas cópias de um **mesmo texto** (sugerimos utilizar os textos dos anexos 2 ou 3) em duas paredes que, juntas, formem um ângulo reto; de frente para o ponto de encontro entre elas (o canto), ler o texto movimentando a cabeça e os olhos para um papel e para o outro. **(Estabilização do olhar/Habituação)**

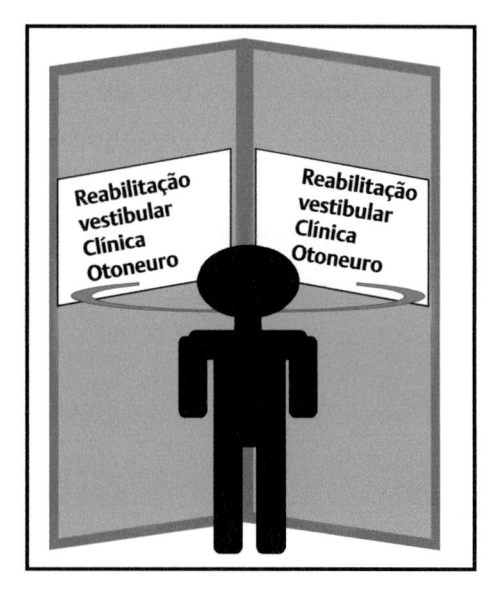

ILUSTRAÇÕES

16) **Fixar os Anexos 1A, 1B ou 1C** em uma parede e, com um *laser point* afixado na cabeça, contornar as linhas das figuras com o facho de luz. **(Estabilização do olhar/Estabilização postural/1ª gaveta)**

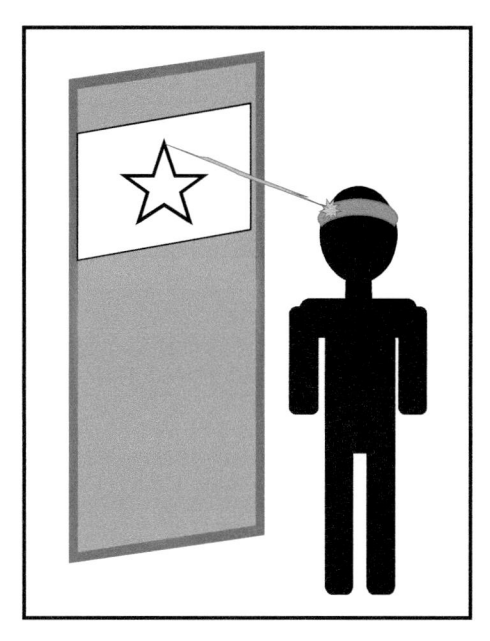

17) Fazer movimentos circulares com os ombros sentado e em pé. **(Estabilização postural)**

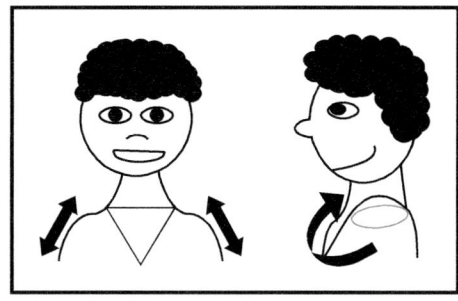

18) Sentado, inclinar-se para frente, pegar um objeto no chão e encostar-se novamente na cadeira. Depois, inclinar-se para frente, colocar o objeto no chão e encostar-se novamente na cadeira. **(Estabilização do olhar/Estabilização postural)**

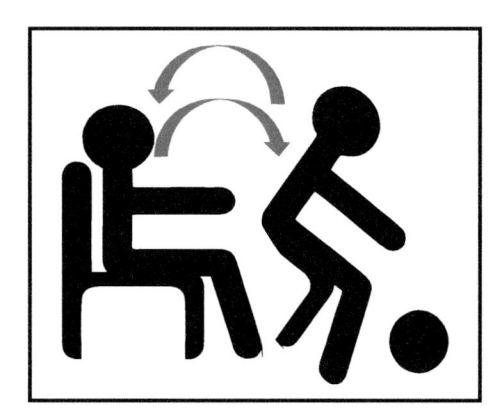

19) Sentar em uma cadeira (1), levantar-se (2) e sentar-se novamente (3). **(Estabilização postural)**

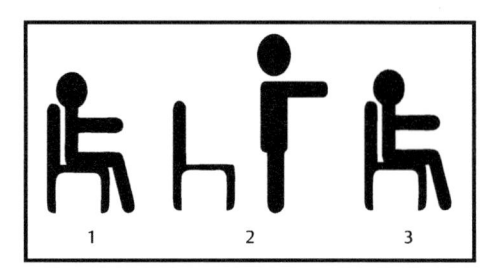

20) Em uma cama, deitar para um lado e, depois, virar para o outro lado. **(Habituação)**

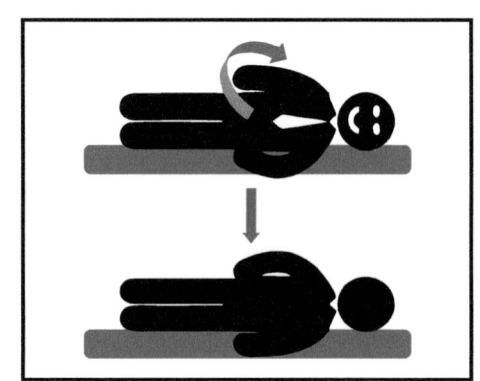

21) Sentar na lateral de uma cama, com as pernas para fora; deitar para um lado, sentar e deitar para o outro lado. **(Habituação)**

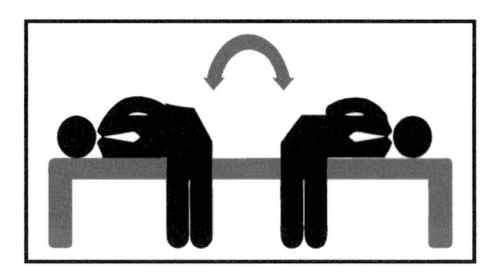

22) Sentado, mexer o corpo para um lado e para o outro. Obs.: cabeça fletida a 30°. Estimulações ativas. **(Exercícios giratórios por adaptação/3ª gaveta)**

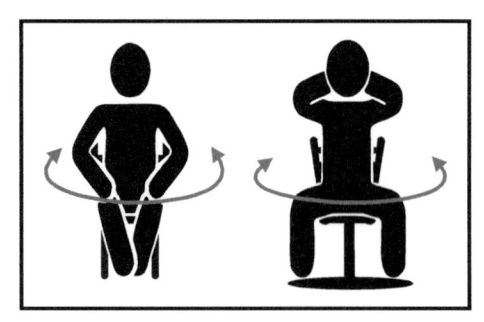

23) Cadeira giratória de Semont. Estimulações passivas. Obs.: cabeça fletida a 30°
São realizadas rotações passivas com* ou sem parada brusca** **(Exercícios giratórios por habituação*/Giratórios por adaptação**/3ª gaveta)**

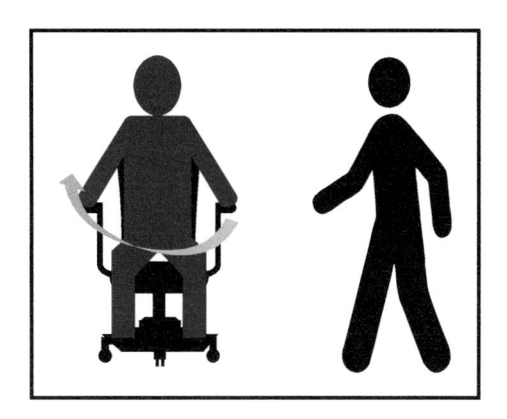

24) Sentar em um banco/uma cadeira, levantar, contornar **completamente** o banco/a cadeira e sentar novamente. Depois, levantar, contornar **completamente** o banco/a cadeira **no outro sentido** e sentar novamente. **(Habituação/Estabilização postural)**

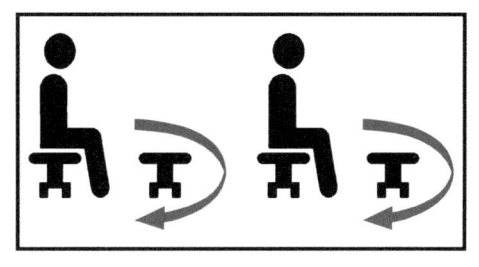

25) Circular ao redor de um objeto no sentido horário e, depois, no sentido anti-horário. **(Habituação/Estabilização postural)**

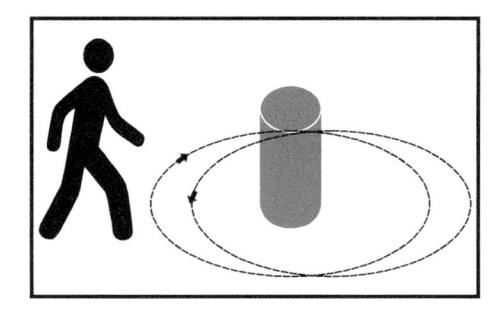

26) Sentar em um banco, levantar e caminhar em direção a outro banco, contornar a metade do segundo banco (**a**).

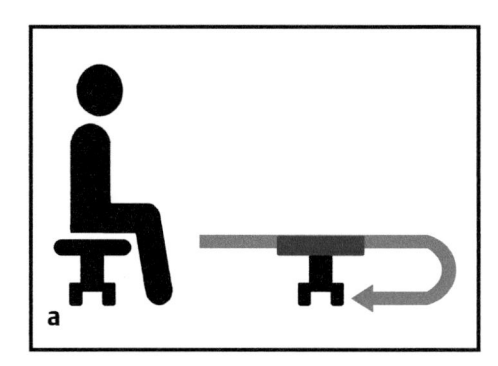

Girar 180° até ficar de frente para o primeiro banco (**b**).

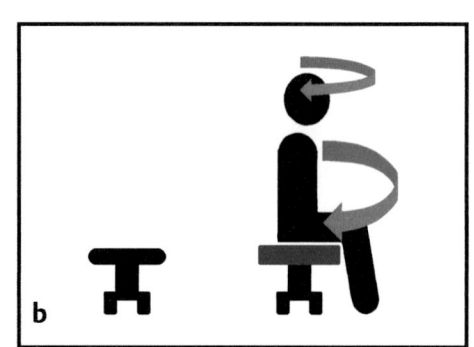

Levantar do segundo banco e caminhar em direção ao primeiro branco e contornar a metade desse banco (**c**).

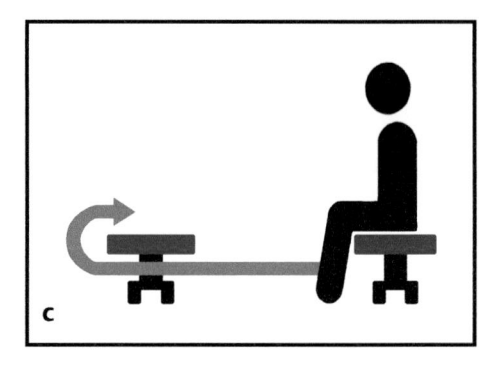

Finalmente, fazer um giro de 180° e sentar virado para o segundo banco (**d**).
(Habituação/Estabilização postural/ Estabilização do olhar)

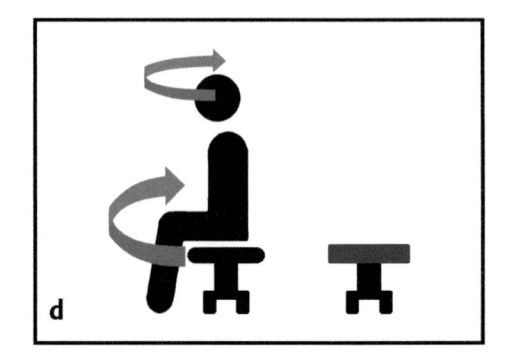

27) Em pé, jogar uma bola de uma mão para a outra. (**Habituação**)

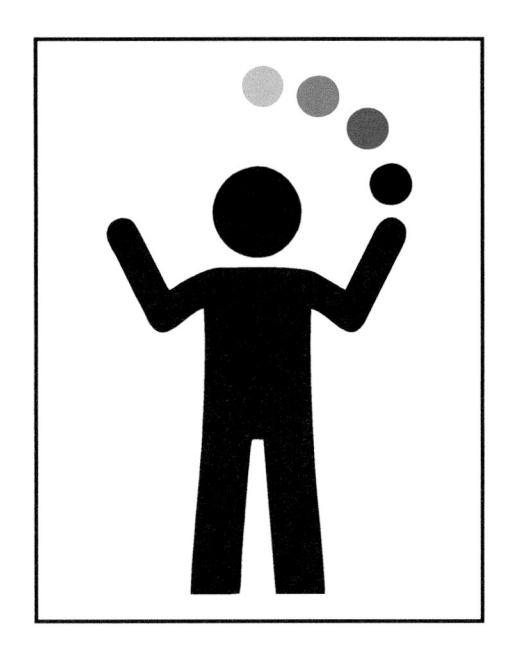

28) Andar pé ante pé com olhos: (**2ª gaveta**)
   - abertos ( )
   - fechados ( )

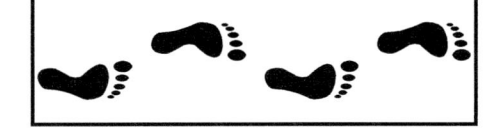

29) Sentar em uma cadeira e colocar 3 objetos no chão: um à direita, outro à esquerda e outro à frente da cadeira. Em seguida:
   - abaixar-se para a **esquerda,** pegar o objeto da esquerda, elevá-lo acima da cabeça e colocá-lo no colo; abaixar-se para **frente**, pegar o objeto à frente, elevá-lo acima da cabeça e colocá-lo no colo; abaixar-se para a **direita**, pegar o objeto da direita, elevá-lo acima da cabeça e colocá-lo no colo.
   - pegar um objeto no colo, elevá-lo acima da cabeça e colocá-lo no chão **à direita;** pegar outro objeto no colo, elevá-lo acima da cabeça e colocá-lo no chão **à frente;** pegar o último objeto no colo, elevá-lo acima da cabeça e colocá-lo no chão **à esquerda**.

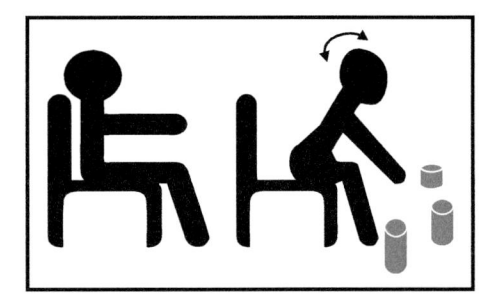

Obs.: Execute todos os movimentos citados com os olhos fixos no objeto que está na mão. (**Habituação/Estabilização postural/Estabilização do olhar**)

30) Ficar em pé e contar até ____. (**Estabilização postural**) Olhos:
 - abertos ( )
 - fechados ( )

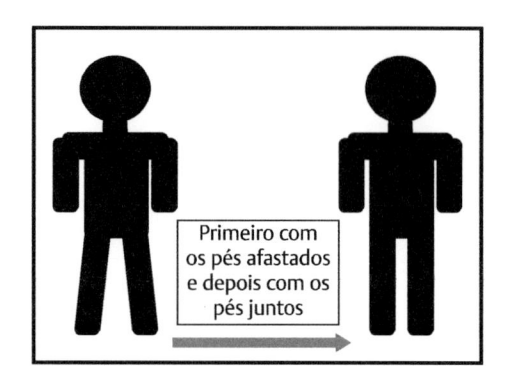

Primeiro com os pés afastados e depois com os pés juntos

31) Ficar em um pé só e contar até ____. (**Estabilização postural/2ª gaveta**)

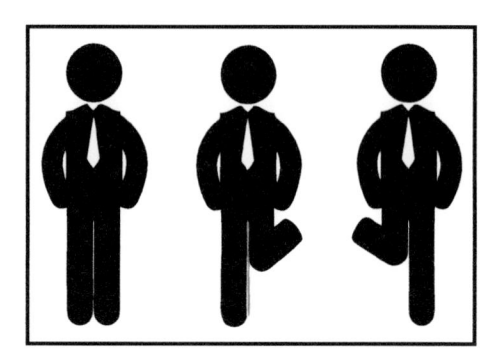

32) Andar em linha reta, subir em um degrau, descer e continuar andando em frente. (**Estabilização postural**)

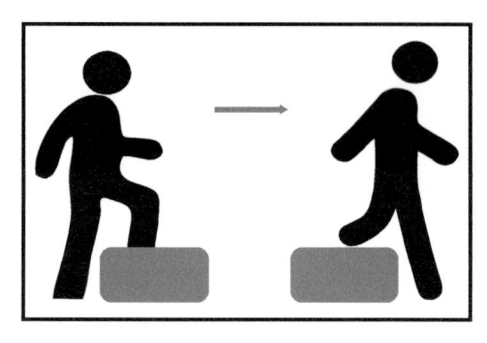

33) Andar em linha reta mexendo a cabeça para um lado e para o outro (movimento de "**não**"). Depois mexer a cabeça para cima e para baixo (movimento de "**sim**"). Sempre com os olhos fixos em um ponto. (**Habituação/Estabilização postural/Estabilização do olhar/2ª gaveta**)

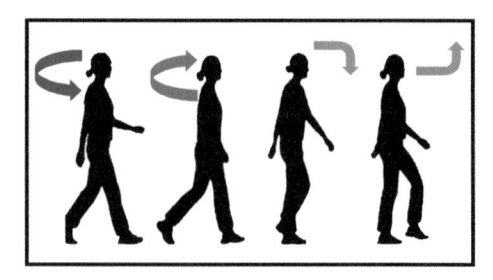

34) Andar em linha reta dando 3 passos olhando para um lado e 3 passos olhando para o outro lado. Depois, andar em linha reta dando 3 passos olhando para cima e 3 passos olhando para baixo. **(Habituação/Estabilização postural/ Estabilização do olhar)**

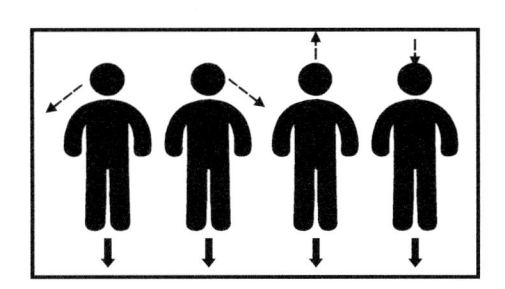

35) Colocar 2 objetos no chão, em linha reta, e caminhar em volta deles, fazendo um caminho em forma de "8". Distância entre os objetos: de 1 a 1,5 m. **(Habituação/Estabilização postural/ Estabilização do olhar)**

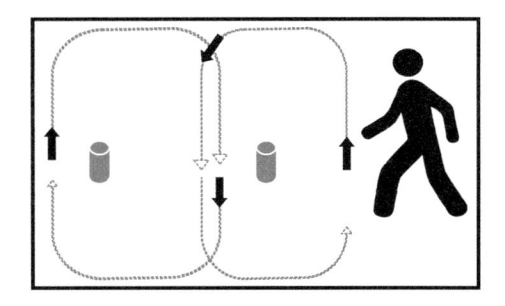

36) Ficar de pé em uma superfície instável (almofada/colchão). **(Estabilização postural/Sensibilização/4ª gaveta)**

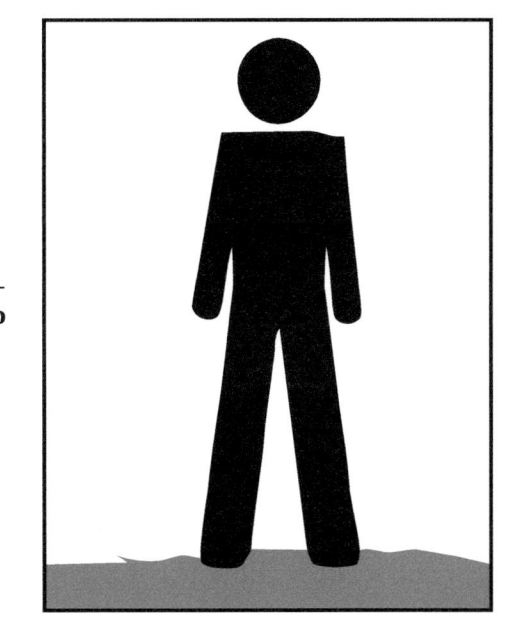

37) Ficar de pé em uma superfície instável e mexer a cabeça para cima e para baixo (movimento de "**sim**"). (**Estabilização postural/Estabilização do olhar/Sensibilização/4ª gaveta**)

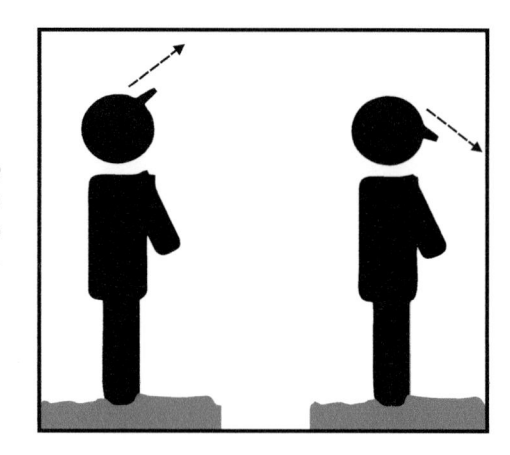

38) Ficar de pé em uma superfície instável e mexer a cabeça para um lado e para o outro (movimento de "**não**"). (**Estabilização postural/Habituação/Sensibilização/4ª gaveta**)

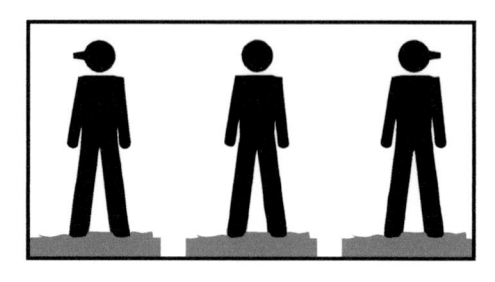

39) Manter o pé erguido apoiado em superfícies diferentes por um período de _____. (**Estabilização postural**)

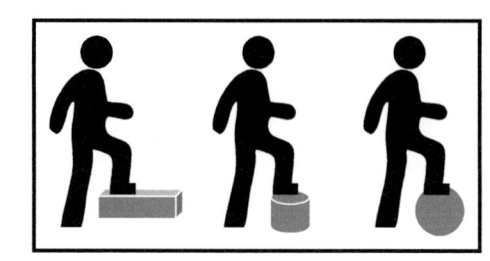

40) Estimulação optocinética em superfície lisa e instável **(Estabilização postural/ Optocinético/Sensibilização/4ª gaveta)**

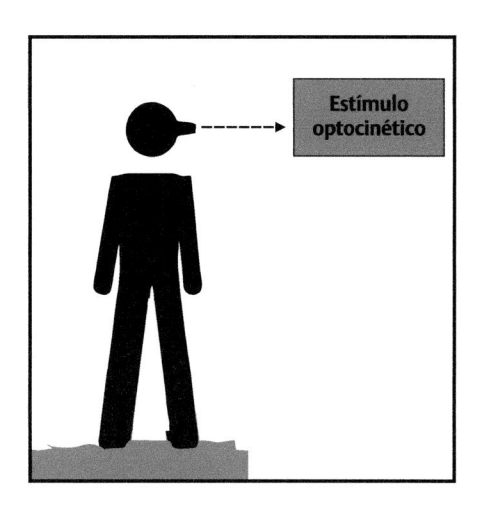

41) Com o pé direito parado, manter uma toalha enrolada encostada na parede e movimentar o pé esquerdo para frente e para trás, passando-o por cima da toalha. Depois inverter os pés de modo que o pé esquerdo parado mantenha a toalha na parede, enquanto o pé direito se movimenta para frente e para trás, passando por cima da toalha. (*Step-Over*)

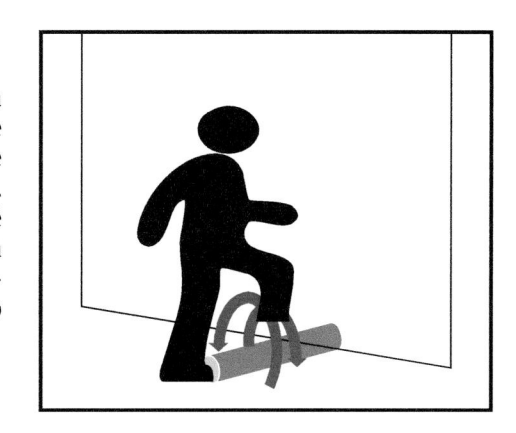

42) Ficar em pé encostado na parede com os pés o mais próximo possível um do outro e com as mãos apoiadas na parede. Depois retirar uma ou as duas mãos e tentar aproximar os pés cada vez mais um do outro. **(Estabilização postural/ Sensibilização)** Olhos:
- abertos ( )
- fechados ( )

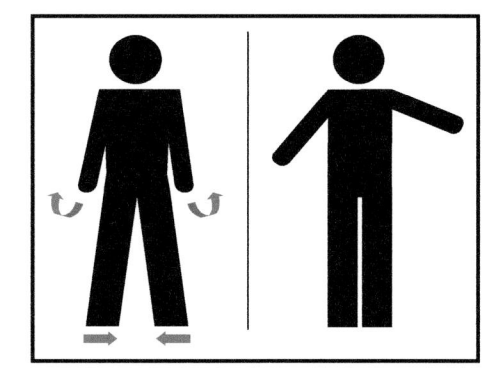

43) Caminhar em diferentes direções enquanto quica uma bola no chão. Depois quicar a bola na mesma direção com olhos abertos e depois fechados (com os olhos fechados, deve haver alguém próximo para evitar quedas). **(Estabilização postural/Sensibilização)**

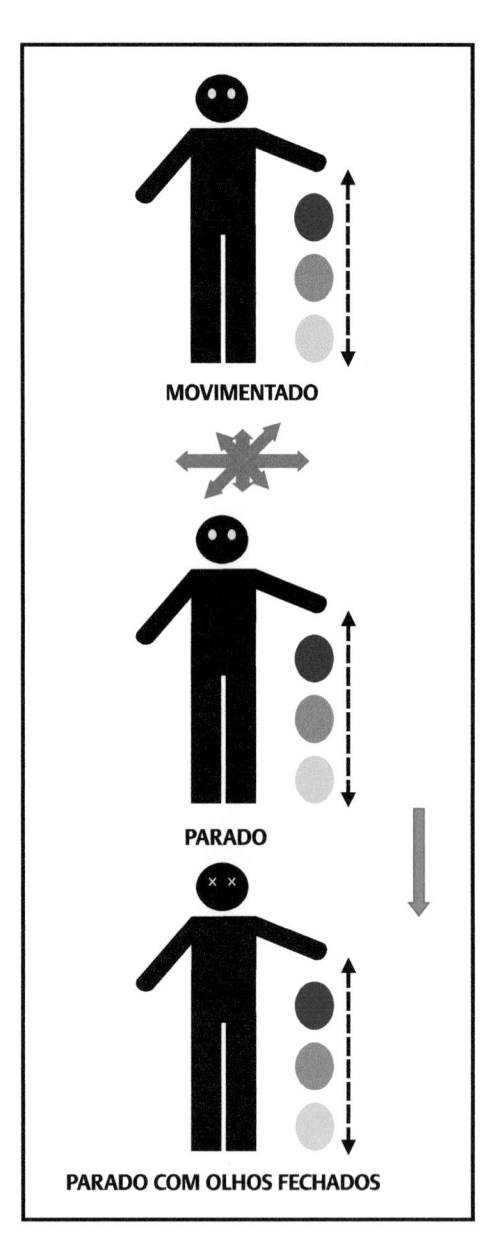

MOVIMENTADO

PARADO

PARADO COM OLHOS FECHADOS

44) Ficar a uma distância de 1 a 2 metros de uma parede e fixar o olhar em um alvo. Manter os pés afastados de modo a manter o equilíbrio dentro do possível. Fazer movimentos com os pés (em diferentes direções), sempre mantendo os olhos no alvo. **(Estabilização postural/Estabilização do olhar)**

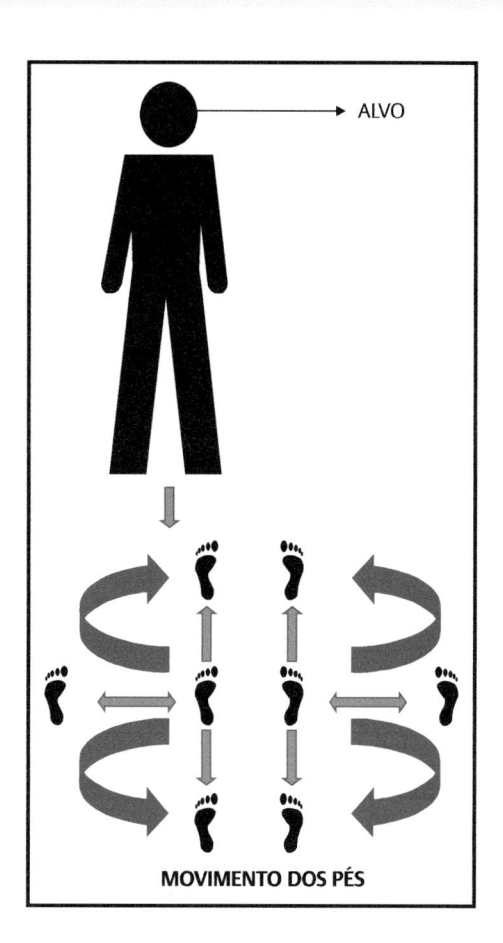

45) Sentado na bola suíça, com as mãos pra cima e sempre com o reabilitador por perto ou acompanhante (se estiver realizando o exercício em casa), fazer movimentos para frente e para trás, fixando o olhar **(Habituação/Sensibilização)**:
- sim ( )
- não ( )

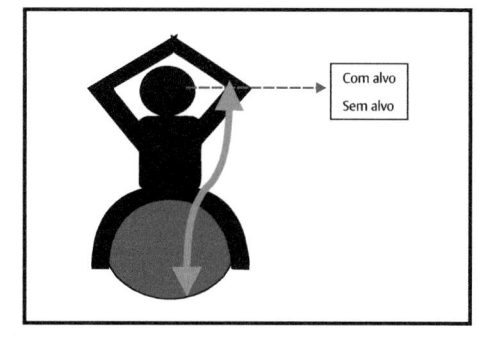

46) Sentado na bola suíça, com as mãos para baixo e sempre com o reabilitador por perto ou acompanhante (se estiver realizando o exercício em casa), fazer movimentos no plano horizontal de um lado para o outro, fixando o olhar **(Habituação/Sensibilização)**:
- sim ( )
- não ( )

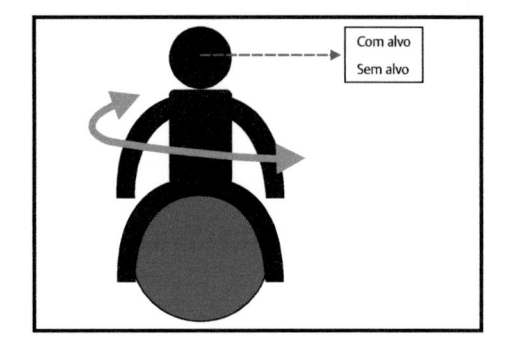

47) Sentado na bola suíça e com a ajuda do reabilitador, fazer movimentos de flexão e extensão do tronco, fixando o olhar no reabilitador. **(Habituação/Sensibilização)**

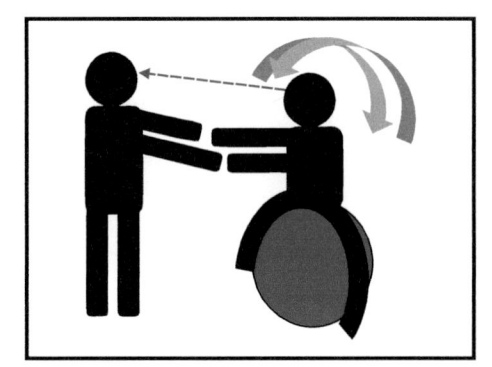

48) Na bola suíça, com os olhos fechados ou com olhos fixos no teto, o paciente é deitado em decúbito dorsal, enquanto o reabilitador faz movimentos alternados com os membros inferiores do paciente. **(Habituação/Sensibilização)**

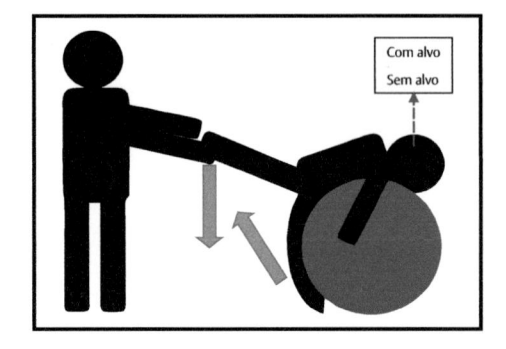

49) Sentado na bola suíça, o paciente é submetido a diversos estímulos visuais (vídeos, realidade aumentada, realidade virtual etc.) **(Habituação/Sensibilização/Estímulos visuais diversos)**

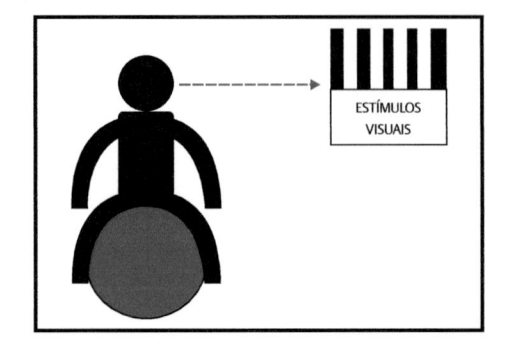

50) Execução semelhante a do exercício 44, porém com alvos imaginários. **(Estabilização postural/Estabilização do olhar)**

ALVOS IMAGINÁRIOS

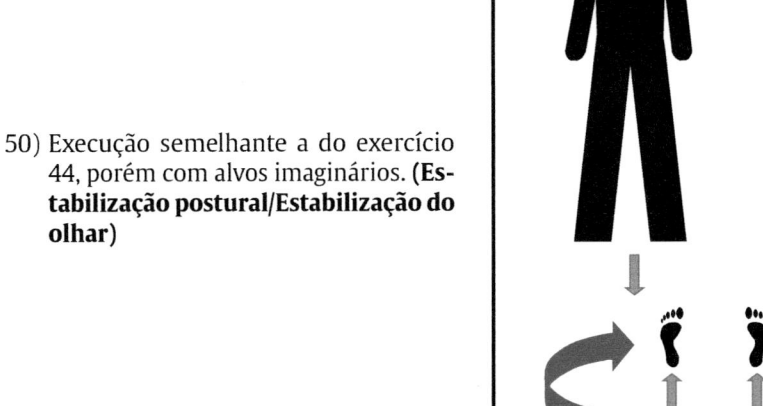

MOVIMENTO DOS PÉS

OUTRAS OPÇÕES DE EXERCÍCIOS

EXERCÍCIOS EM VÍDEOS RELACIONADOS COM OCULOMOTRICIDADE
Estimulação Optocinética
A estimulação sacádica baseia-se na provocação de um deslizamento do alvo na retina, o que obriga o sistema oculomotor a um movimento de perseguição lenta, seguido de um movimento sacádico, assim promovendo uma estimulação sensorial dos vestíbulos. Isso levará ao aumento da eficácia e do ganho do reflexo vestíbulo-ocular.[1]

O estímulo optocinético pode ser realizado de várias maneiras. Um estimulador optocinético bastante conhecido é o Stimulopt, da Framiral®. Trata-se de um estimulador de projeção. Nesse caso, o estímulo é projetado em todas as dimensões da sala (teto, piso e paredes) em diferentes velocidades. Recomenda-se que o paciente permaneça de pé, com os pés ligeiramente afastados e braços ao longo do corpo. O paciente é orientado a olhar para frente e ficar o mais parado possível, tentando não acompanhar o movimento dos pontos luminosos.

O tratamento é de curta duração, em cinco dias consecutivos. Cada sessão deve durar em torno de 5 minutos.[1,2]

Existem alternativas mais acessíveis para quem não tem um estimulador optocinético de projeção. Elas podem ser encontradas em *softwares* de posturografia ou até mesmo em vídeos, que podem ser visualizados em qualquer monitor.

Estimulação Sacádica
Os sacádicos representam os movimentos oculares mais rápidos e nos capacitam a redirecionar nossa linha de visão. Eles incluem alterações voluntárias e involuntárias da fixação, a fase rápida do nistagmo optocinético, a fase REM (*Rapid Eye Movements*), que ocorre durante o sono, e a componente rápida do nistagmo pós-calórico.[3] São movimentos que estimulam o reflexo cérvico-ocular, principalmente quando o paciente pratica os exercícios movimentando a cabeça em diferentes direções.

Estimulação por Rastreio e Seguimento Ocular
Também são úteis na estimulação dos reflexos cérvico-ocular e vestíbulo-ocular

Acesso a Vídeos
No link https://www.otoneurobh.com.br/reabilitacao, disponibilizamos alguns vídeos com estímulos optocinéticos, sacádicos, por seguimento e rastreio que podem ser acessados e utilizados em monitores, sempre com orientação de um profissional.

EXERCÍCIOS GIRATÓRIOS

Os exercícios giratórios, chamados por Sauvage e Grenier de exercícios da 3ª gaveta,[2] são específicos da reabilitação vestibular. Recomenda-se que tais exercícios não sejam introduzidos no início da reabilitação, pelo risco de náuseas e vômitos. As estimulações giratórias podem ser ativas ou passivas. As ativas são realizadas pelo próprio paciente. Sem dúvida, o ideal seria utilizar uma cadeira de Sémont, que gira em ambos os lados e apresenta um freio (executado pelo reabilitador) e duas manetes (onde o paciente pode segurar e, dessa maneira, se sentir mais seguro). Entretanto, em virtude de, muitas vezes, haver dificuldade para adquirir uma cadeira de Sémont, o reabilitador pode utilizar um tamborete ou uma cadeira giratória. Na execução dos exercícios, é importante orientar o paciente no sentido de fletir a cabeça em torno de 30°, para que os canais laterais se tornem bem horizontalizados em relação ao plano.

Execução para Relatório Funcional
- Girar o paciente na cadeira no sentido horário: 5 giros (sendo 1 giro por segundo).
- Promover parada brusca e contar o tempo que o paciente apresenta tontura e nistagmo (essa parada deve promover tontura e nistagmo com duração em torno de 20 a 30 segundos: cada serviço deve procurar parametrizar esse tempo).
- Repetir o mesmo no sentido anti-horário.

   Obs.: a rotação horária gera nistagmo horizontal para a esquerda e, dessa forma, estuda-se o lado esquerdo; da mesma maneira, a rotação anti-horária gera nistagmo horizontal para a direita e, dessa forma, estuda-se o lado direito.
   A partir desses dados, pode-se fazer um relatório funcional de duas maneiras.

- Olhos fechados (cronometrando a sensação vertiginosa pós-rotatória).
- Olhos abertos e com óculos de Frenzel.

   O relatório funcional deve conter a diferença entre os dois sentidos da rotação (horário e anti-horário). Assim podemos ver se existe assimetria entre as duas orelhas. Por meio deste relatório funcional podemos observar também, durante o processo de reabilitação, se o paciente tem tendência para a simetria.

Estimulações para Reabilitação
- Parada brusca com fixação (exercício nº 23 do Capítulo 5). Tem como objetivo trabalhar a interação entre a fixação ocular e o vestíbulo, que são antagonistas.[2] É realizado nas sessões de terapia, e recomenda-se a parada após 5 rotações. Este exercício tem como objetivo, ainda, reduzir o limiar de excitabilidade da orelha saudável através da habituação. A persistência do nistagmo pode indicar um mau funcionamento do cerebelo, visto que ele promove bloqueio da estimulação vestibular nessas situações.
- Rotações ativas (exercício nº 22 do Capítulo 5). Recomendam-se 5 rotações em cada execução do exercício. Podem ser realizadas sem ou com um ponto fixo.

EXERCÍCIOS COM BOLA SUÍÇA
Os exercícios de reabilitação podem ser realizados em conjunto com a bola suíça. Este princípio é válido partindo do senso comum de que o sistema proprioceptivo participa efetivamente do equilíbrio corporal.

Carriere relata que as atividades realizadas com bola suíça estimulam os sistemas sensoriais e podem, portanto, melhorar o equilíbrio.[4]

REALIDADE AUMENTADA E REALIDADE VIRTUAL

Nos últimos anos, muito se tem falado em realidade virtual e realidade aumentada. Na reabilitação vestibular, temos observado alguns estudos sobre esse tema. Antes de falar sobre realidade virtual e realidade aumentada na reabilitação vestibular, vou esclarecer um pouco mais.

A realidade virtual é quando você usa qualquer tipo de dispositivo para conduzi-lo em uma realidade que verdadeiramente não existe, embora você interaja com esse mundo. A realidade virtual pode ser imersiva ou não imersiva. A realidade virtual imersiva ocorre quando todo o ambiente que o indivíduo olha e interage é um ambiente virtual, ou seja, 100% virtual.

Quanto à realidade virtual não imersiva, o indivíduo tem uma realidade virtual em qualquer dispositivo, mas ainda tem informações do mundo real, sem nenhuma interação entre os dois meios.

A realidade aumentada consiste em criar ambientes virtuais que se misturam com o ambiente real de maneira que os dois ambientes se tornem um só.

Como exemplo de realidade virtual imersiva, podemos citar os Oculus RIFT® ou Óculos HTC vibe®, playstation VR®, entre outros. Existem alguns óculos virtuais que se adaptam a *smartphones*, mas a qualidade fica muito a desejar, quando os comparamos com os Oculus RIFT® e HTC vibe®.

Como exemplo de realidade virtual não imersiva, existem o Xbox Kinect® e o Nintendo Wii®. O Nintendo Wii® ainda tem uma vantagem sobre o Xbox Kinect®, pelo fato de apresentar opção para imersão em uma plataforma chamada Wii Fit Plus Balance Board®, que tem variadas aplicações na reabilitação postural dos pacientes com desequilíbrio.

Por fim, como exemplo da realidade aumentada, citamos o HoloLens®, desenvolvido pela Microsoft®, e o Google Glass®. Recentemente, a Coca-Cola® desenvolveu um programa de realidade aumentada muito interessante. A empresa criou um aplicativo de celular que permitia "filmar" a lata do produto, então esta se abria e alguns ursinhos polares andavam pela lata. Esse universo virtual criado estava totalmente inserido na realidade real, como se fosse tudo um único universo. A pessoa podia ver o mundo afora, mas aquela latinha "mágica" fazia parte efetiva do mundo ao redor.

A realidade virtual tem sido uma das tecnologias emergentes mais aplicadas em diferentes áreas da medicina, tais como educação médica, psiquiatria, cirurgia, radiologia etc. Da mesma maneira, temos observado alguns estudos sobre a aplicabilidade da realidade virtual na reabilitação vestibular mostrando que se trata de uma modalidade bastante promissora, com alguns resultados positivos já observados.[5-8]

Herdman e Clendaniel[9] relatam que a realidade virtual aplicada à reabilitação vestibular deve procurar atuar em um ou mais dos seguintes tópicos:

- Reduzir os sintomas.
- Adaptar RVO e as respostas optocinéticas.
- Reestruturar a estabilidade virtual.

Temos observado que a realidade virtual também tem ajudado pacientes que apresentam uma percepção distorcida do equilíbrio, tais como aqueles com TPPP e com tontura de origem psicogênica.

Apesar das grandes expectativas acerca da realidade virtual aplicada à reabilitação vestibular, esta modalidade não está isenta de problemas. A realidade virtual pode gerar mal-estar, tontura, desequilíbrio e alterações oculomotoras transitórias em indivíduos saudáveis que utilizam tal recurso. Sendo assim, a introdução de exercícios com realidade virtual deve ser gradual e sempre monitorada por um profissional, principalmente no caso de realidade virtual imersiva. Entretanto, temos constatado que tais sintomas ocorrem com uma frequência muito maior quando utilizamos realidade virtual imersiva associada a *smartphones*. Com o uso dos Oculus RIFT®, temos observado pouca intolerância até mesmo por parte de pacientes mais jovens. Acreditamos que a qualidade das informações visuais e sensoriais deste dispositivo evita contrastes entre o mundo real e o virtual. Outro aspecto importante é o tempo. O excesso de uso desses dispositivos pode geral mal-estar.

Utilizamos os jogos da plataforma Hórus da Contronic®, Nitendo Wii®, Wii Fit Plus Balance Board® e Oculus RIFT®.

A Plataforma de Posturografia Hórus® permite a realização de exercícios posturais, de exercícios no eixo anteroposterior e médio-lateral associados a tarefas cognitivas, além de apresentar estimuladores visuais como optocinético, rastreio e sacadas.

Os jogos Wii® permitem executar tarefas corporais e cognitivas diversas. Quando utilizados juntamente com a Wii Fit Plus Balance Board®, a realização de exercícios posturais torna-se uma ferramenta útil.

O sistema Oculus RIFT® permite uma gama variada de estímulos por meio de jogos interativos, tarefas do lar, atividades físicas, entre outras inúmeras atividades, permitindo a execução de movimentos em todos os eixos corporais. Esse sistema permite, ainda, o uso de mãos virtuais controladas pelas mãos do usuário. Além disso, com o Oculus RIFT®, é possível desenvolver o seu próprio modelo de reabilitação vestibular. A plataforma do Oculus RIFT® permite a criação de *softwares* de acordo com a necessidade do usuário. Para isso, é claro, torna-se imprescindível ter conhecimento de programação ou contratar uma empresa especializada para isso.

Cada sistema tem sua peculiaridade e devemos aproveitar o melhor de cada uma, mas em se tratando da proposta de realidade virtual, sem dúvida.

REFERÊNCIAS BIBLIOGRÁFICAS

1. Castillo R, Seabra R. *Reabilitação Vestibular*. APO. Acesso em 17/03/2019. Disponível em: https://docplayer.com.br/4874477-Reabilitacao-vestibular-apo-dra-rosa-castillo-dr-rosmaninho-seabra-associacao-portuguesa-de-otoneurologia-editores.html
2. Sauvage JP, Grenier H. *Reabilitação Vestibular-Guia Prático*. Rio de Janeiro: Revinter; 2017.
3. Netto ATC, Colafêmina JF. Movimentos Sacádicos em indivíduos com alterações cerebelares. *Braz J Otorhinolaryngol* 2010;76(1):51-8.
4. Carriére B. *Bola Suíça: teoria, exercícios básicos e aplicação clínica*. São Paulo: Manole; 1999.
5. Gazolla JM, Doná F, Ganança MM, Suarez H, Ganança FF, Caovilla HH. Realidade virtual na avaliação e reabilitação dos distúrbios vestibulares. *Acta ORL* 2009;27(1):22-7.
6. Velloso R. *9 aplicações da realidade virtual para a medicina real*. 2015. Acesso 17/03/2019. Disponível em: https://saudebusiness.com/colunas/9-aplicacoes-da-realidade-virtual-para-medicina-real/
7. Meldrum D, Glennon A, Herdman S, Murray D, McConn-Walsh R. Virtual reality rehabilitation of balance: assessment of the usability of the Nintendo Wii(®) Fit Plus. *Disabil Rehabil Assist Technol* 2012;7(3):205-10.
8. Whitney Sl. Sparto PJ, Brown KE, Furman JM, Jacobson JL, Redfern MS. The Potential Use of Virtual Reality in Vestibular Rehabilitation: Preliminary Findings with the BNAVE. *Neurol Report* 2002;26:72.
9. Herdman SJ, Clendaniel RA. *Vestibular Rehabilitation*. 4th ed. Philadelphia: FA Davis Company; 2014.

SESSÕES DE REABILITAÇÃO VESTIBULAR

CAPÍTULO 7

O texto em *itálico* refere-se às informações contidas no manual do paciente:

Nas próximas páginas você verá o seu plano de reabilitação.

Sempre que você comparecer a uma sessão de reabilitação vestibular, o(a) profissional responsável irá preencher uma ficha com os exercícios que você deverá fazer em casa.

Tenha certeza de que você entendeu as tarefas a serem executadas. Qualquer dúvida, pergunte ao reabilitador (a)/terapeuta.

A seguir, destacamos o quadro que é utilizado para orientar o paciente sobre os exercícios que deve realizar em casa. As instruções do preenchimento estão detalhadas no Quadro 7-1.

Quadro 7-1. Quadro com orientações dos exercícios a serem realizados no domicílio do paciente

Sessão nº 1_____   Data:___/___/_____

Exercícios realizados e observações: é importante descrever o que foi feito para controle do paciente, do terapeuta e do médico do paciente. Em nosso serviço, as anotações são feitas no prontuário eletrônico do paciente.

Exercícios para serem realizados em casa		
Nº exercício	Repetições e tempo	Observações:
Número dos exercícios do livro	Exemplo: 3 repetições de 1 minuto cada 2 séries de 20 repetições com intervalo de 1 minuto entre as séries.	Anote as observações importantes referentes ao exercício proposto.

Se houver novos exercícios, é importante que sejam numerados e ilustrados com desenho, para melhor compreensão do paciente.

OBJETIVOS DA REABILITAÇÃO VESTIBULAR

Quando iniciamos o processo de reabilitação vestibular, devemos ter em mente quais são os objetivos a serem atingidos com essa terapia. Para sabermos quais os objetivos, devemos conhecer os mecanismos da reabilitação vestibular. Isso permite que o reabilitador tenha a tranquilidade necessária diante de um paciente com quadro de tontura. Quando se conhecem os mecanismos, fica mais fácil compreender que nem sempre a reabilitação trará uma melhora total para o paciente. Por isso, é importante conhecer os objetivos do tratamento.

A reabilitação vestibular pode ocorrer por diferentes mecanismos:

1. Reestruturação celular.
2. Restabelecimento central.
3. Adaptação pela função residual remanescente.
4. Mecanismos de substituição.
5. Mecanismos de habituação.

Os três últimos mecanismos são abordados na reabilitação vestibular. Os dois primeiros são adaptações desenvolvidas pelo próprio organismo.[1]

Dessa maneira, podemos destacar que os objetivos da reabilitação vestibular são:

1. Diminuir o desequilíbrio do paciente e a oscilopsia (borramento visual durante o movimento da cabeça).
2. Melhorar o balanço funcional do paciente em ortostatismo e durante a caminhada.
3. Melhorar a capacidade do paciente de visualizar claramente durante a movimentação da cabeça.
4. Melhorar a condição física geral do paciente.
5. Permitir ao paciente um retorno à normalidade, ou o mais próximo possível desta, em sua participação na sociedade.
6. Reduzir o isolamento social do paciente.
7. Proporcionar confiança ao paciente sobre sua recuperação.
8. Esclarecer o paciente sobre suas expectativas em relação ao tratamento.

REFERÊNCIA BIBLIOGRÁFICA

1. Herdman SJ, Clendaniel RA. *Vestibular Rehabilitation*. 4th ed. Philadelphia: FA Davis Company; 2014.

ABORDAGEM PRÁTICA

DEFINIÇÃO DIAGNÓSTICA

O princípio do sucesso da reabilitação vestibular é a definição diagnóstica. A reabilitação vestibular não é um caminho unidirecional, pelo contrário, ela apresenta diferentes caminhos no que diz respeito a programação e execução dos exercícios. Dessa maneira, utilizar exercícios de uma maneira aleatória pode, inclusive, prejudicar o tratamento do paciente. Sendo assim, é muito importante que o médico defina o diagnóstico do paciente, sempre que possível, e que essa informação chegue até o reabilitador. O que observamos, na prática, é que muitas vezes um paciente é encaminhado para uma "reabilitação vestibular", mas sem qualquer diagnóstico. O médico não deve transferir a responsabilidade do diagnóstico para o reabilitador.

Entretanto, em Otoneurologia, assim como em todas as áreas da medicina, nem sempre é possível determinar a etiologia. Contudo, uma definição topográfica pode ser suficiente para iniciar um programa de reabilitação vestibular.

Assim, optamos por desenvolver um roteiro para a reabilitação vestibular baseado na provável classificação topográfica. Para isso utilizamos a seguinte classificação topográfica:

A) **Síndromes vestibulares periféricas.**
   1) Hipofunção e arreflexia vestibular unilateral.
   2) Hipofunção e arreflexia vestibular bilateral.
B) **Síndromes vestibulares centrais.**
C) **Tontura e desequilíbrio de origem não vestibular.**

Embora a classificação que chamamos neste manual de "topográfica" permita um planejamento de reabilitação, a classificação etiológica torna mais precisa esse processo de terapia. A percepção das peculiaridades de cada doença contribui de maneira positiva na proposta da reabilitação.

Portanto, o objetivo deste manual é apresentar um roteiro de reabilitação vestibular para o paciente com tontura, de acordo com o diagnóstico topográfico, e acrescentar algumas particularidades, de acordo com a etiologia da tontura.

PROTOCOLO DE REABILITAÇÃO VESTIBULAR

O fluxograma é uma ferramenta importante tanto na organização quanto na execução de um processo. Ele mostra de forma descomplicada o fluxo a ser seguido. Na Figura

```
                    ┌─────────────────────────────────────────────────┐
                    │ PACIENTE COM ENCAMINHAMENTO PARA REABILITAÇÃO VESTIBULAR │
                    └─────────────────────────────────────────────────┘
                                         │
            SIM          ┌───────────────┤ NÃO       ┌──────────────┐          ┌──────────────┐   VPPB
      ┌─────────────┐    │ DIAGNÓSTICO   │───────────│   CONSULTA   │──────────│  DIAGNÓSTICO │──────────
      │             │    │ DEFINIDO COM  │           │  COM MÉDICO  │          │   DEFINIDO   │
      │             │    │ INDICAÇÃO DE  │           │ ESPECIALISTA │          │              │
      │             │    │ REABILITAÇÃO  │           └──────────────┘          └──────────────┘
      │             │    │  VESTIBULAR   │                                            │
      │             │    └───────────────┘                                             │
      ▼                          │         SE FOR INDICADO REABILITAÇÃO              ▼
┌──────────────────┐             │◄────────────────────────────────────────   ┌──────────┐
│ QUESTIONÁRIO DHI │◄────────────┘                                            │ MANOBRAS │
│    E/OU VHQ      │                                                          └──────────┘
└──────────────────┘
        │            ┌──────────────────┐  SEM INDICAÇÃO DE REABILITAÇÃO
        │            │   CONDUÇÃO DO CASO │◄─────────────────────────────
        │            │   DE ACORDO COM A  │
        │            │   DEFINIÇÃO MÉDICA │
        │            └──────────────────┘
        ▼
┌──────────────────────────────────────────────┐
│      REABILITAÇÃO VESTIBULAR PERSONALIZADA   │
└──────────────────────────────────────────────┘
              │ SE NECESSÁRIO
              ▼
┌──────────────────────────────────────────────────────────┐
│ FISIOTERAPIA/PSICOLOGIA / PSIQUIATRIA / NUTRICIONISTA    │
└──────────────────────────────────────────────────────────┘
```

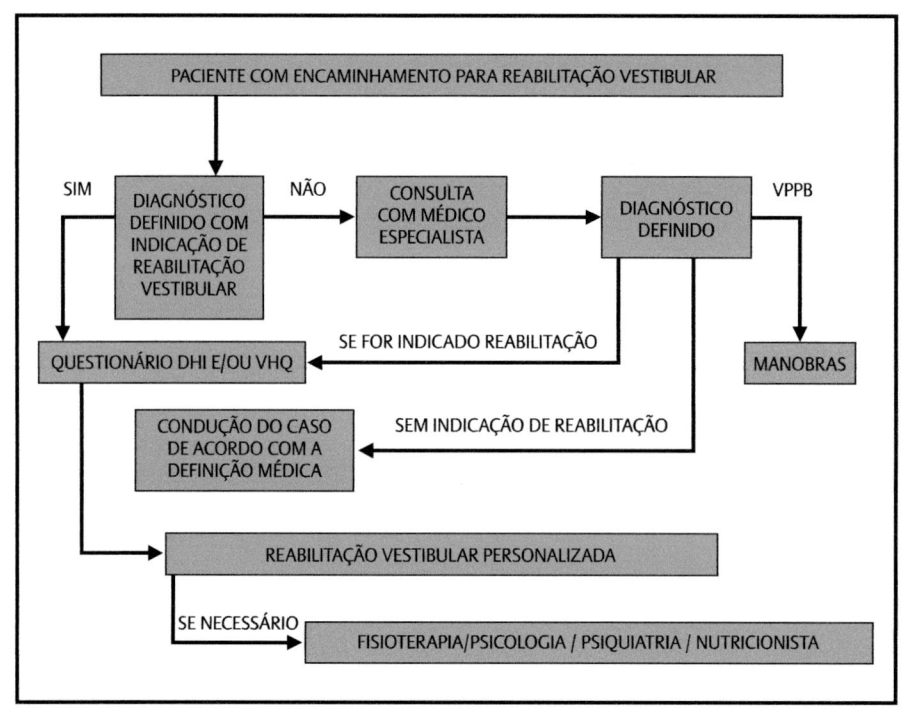

Fig. 9-1. Fluxograma de pacientes encaminhados para reabilitação vestibular.

9-1, podemos observar o fluxograma dos pacientes encaminhados para reabilitação vestibular.

Com base no fluxograma:

- Os pacientes devem ser encaminhados para reabilitação vestibular com diagnóstico etiológico ou, pelo menos, topográfico.
- Pacientes sem definição clínica são avaliados previamente em consulta com o médico otorrinolaringologista do serviço de Otoneurologia.
- Se não houver indicação de reabilitação vestibular, o médico deve orientar o paciente sobre o caso e também fornecer um *feedback* para quem encaminhou o paciente.
- Se durante a avaliação for verificado um quadro de VPPB (vertigem posicional paroxística benigna), deve-se realizar a manobra indicada de acordo com o(s) canal(is) acometido(s). O uso de óculos de Frenzel ou, preferencialmente, de vídeo Frenzel colabora na inibição do efeito da fixação do olhar e também melhora a percepção dos nistagmos pelo examinador.
- Todo paciente deve ser submetido a um questionário de classificação dos sintomas na primeira ou, no máximo, na segunda consulta: o DHI (*Dizziness Handicap Inventory*) e/ou o VHQ (*Vertigo Handicap Questionaire*).
- Todo paciente, no fim do processo de reabilitação vestibular, recebe um parecer do reabilitador sobre a evolução do tratamento. Esse relatório deve ser direcionado ao profissional que encaminhou o paciente para a reabilitação.

- É importante ter uma equipe multiprofissional de apoio.
  - *Avaliação fisioterápica:* alterações posturais, doenças osteomusculares prévias etc. podem dificultar a estabilização postural. Além disso, podem ser tanto causa como consequência de distúrbios do equilíbrio
  - *Avaliação psicológica:* o estado emocional tem influência nas respostas aos tratamentos de reabilitação.
  - *Avaliação psiquiátrica:* algumas patologias, como a tontura postural perceptual persistente (TPPP), podem precisar de apoio psiquiátrico.
  - *Avaliação com nutricionista:* alimentação inadequada pode piorar o equilíbrio corporal.
- Outras especialidades podem ser necessárias, principalmente na definição diagnóstica de alguns casos de tontura. Destacamos a Neurologia e a Cardiologia.

SÍNDROMES VESTIBULARES PERIFÉRICAS
Hipofunção e Arreflexia Vestibular Unilateral

> **SEQUÊNCIA DA REABILITAÇÃO:**
> **ESTABILIZAÇÃO DO OLHAR, HABITUAÇÃO, ESTABILIZAÇÃO POSTURAL**

A disfunção vestibular unilateral pode apresentar-se como uma hipofunção ou uma arreflexia. A abordagem da reabilitação, nos dois casos, tende a ser semelhante. Entretanto, é importante considerar que as respostas do reflexo vestíbulo-ocular (RVO) são melhores quando se trata de hipofunção do que na arreflexia. Na hipofunção, é mais fácil obter uma resposta, pois o organismo conta com a ajuda da adaptação da função residual remanescente.

Considerações
A assimetria das respostas aferentes proporciona tanto diminuição no RVO quanto no RVE (reflexo vestibuloespinal). A diminuição da resposta do RVO e do RVE leva o organismo a se utilizar do mecanismo de adaptação. Entretanto, este não é o único mecanismo que promove a recuperação nos pacientes com arreflexia ou hipofunção vestibular unilateral. A reabilitação vestibular utiliza o conceito de que outras vias devem ser estimuladas para se obter uma melhora nos sintomas que o paciente apresenta, decorrentes de tais alterações.[1]

Nesse sentido, diferentes estratégias, como utilização de exercícios relacionados com a cabeça e o pescoço, uso de avaliações funcionais, incorporação de princípios de controle motor, aprendizagem em ambientes com estímulos diferentes, exercícios de práticas mentais, utilização de contextos variados, podem melhor colaborar para a estabilização do nistagmo, a estabilização postural e a habituação.[1,2]

Exercícios de Estabilização do Olhar
Neste livro apresentamos vários exemplos de exercícios de estabilização do olhar (Capítulo 5). Recomendamos sempre iniciar com exercícios mais simples e, ao longo da reabilitação,

ir aumentando a complexidade destes. Veja a sequência de exercícios de estabilização do olhar com aumento da complexidade:

1. Exercícios com intuito de manter a fixação no alvo com a cabeça em movimento.
   - **Exercícios 7 e 8** (conhecidos como X1 e X2) Obs.: estimulação optocinética (apenas movimento ocular) pode ser uma alternativa para pacientes que não toleram exercícios semelhantes a X1 e X2.
2. Movimentos de cabeça e olhos em dois alvos diferentes. Os alvos podem ser imagens ou letras em paredes adjacentes com ângulo de 90º.
   - **Exercício 15.**
3. Fixação de imagem com movimento de cabeça em alvo estacionário (o alvo é visualizado ou imaginado em um local, e o exercício é realizado com os olhos fechados).
   - **Exercícios 7, 8 e 15 com olhos fechados.**

Exercícios de Habituação

Estes exercícios são baseados no conceito de que a exposição repetida a um estímulo provocativo tende a resultar na redução da resposta patológica. A seguir, temos como exemplo os Exercícios de Cawthorne-Cooksey[3] e os exercícios baseados no MSQ test. Em nosso serviço optamos por utilizar, na maioria das vezes, os exercícios baseados no MSQ test, com ênfase na "regra dos quatro", que será explicada a seguir. Outra opção seria a utilização de exercícios de habituação conforme a queixa do paciente. Neste livro, apresentamos diversos exemplos de exercícios de habituação (Capítulo 5).

Exercícios de Cawthorne-Cooksey (de acordo com de Ribeiro e Pereira, 2005)

A) Movimento de olhos e cabeça, sentado – primeiramente movimentos lentos, depois rápidos:
   1. Olhar para cima e para baixo.
   2. Olhar para a direita e para a esquerda.
   3. Aproximar e afastar o dedo, olhando para ele.
   4. Mover a cabeça (lentamente e depois rapidamente) para a direita e para a esquerda com os olhos abertos.
   5. Mover a cabeça (lentamente e depois rapidamente) para cima e para baixo com os olhos abertos.
   6. Repetir movimentos 4 e 5 com os olhos fechados.
B) Movimentos de cabeça e corpo, sentado:
   1. Colocar um objeto no chão.
   2. Apanhá-lo e elevá-lo acima da cabeça e colocá-lo no chão novamente (olhando para o objeto o tempo todo).
   3. Encolher os ombros e fazer movimentos circulares com eles.
   4. Inclinar para frente e passar um objeto para trás e para frente dos joelhos.
C) Exercícios em pé:
   1. Repetir exercícios "A" e "B" segunda linha".
   2. Sentar e ficar em pé; sentar e ficar em pé novamente.
   3. Sentar e ficar em pé; sentar e ficar em pé novamente com os olhos fechados.
   4. Ficar em pé, mas girar (dar uma volta para a direita) enquanto de pé.
   5. Ficar em pé, mas girar (dar uma volta para a esquerda) enquanto de pé.

5. Jogar uma bola pequena de uma mão para outra (acima do nível do horizonte).
   6. Jogar a bola de uma mão para outra embaixo dos joelhos, alternadamente.
D) Outras atividades para melhorar o equilíbrio:
   1. Subir e descer escadas (apoio de corrimão, se necessário).
   2. Enquanto de pé, fazer voltas repentinas de 90° (com os olhos abertos e, depois, com os olhos fechados).
   3. Enquanto estiver caminhando, olhar para a direita e para a esquerda (como em um mercado lendo rótulos).
   4. Ficar em um pé só (com o pé direito e depois com o pé esquerdo), com os olhos abertos e depois com os olhos fechados.
   5. Em pé, em superfície macia:
      - Andar sobre a superfície para se acostumar.
      - Andar pé ante pé com os olhos abertos e depois com os olhos fechados.
      - Praticar o exercício 4 em superfície macia.
   6. Circular ao redor de uma pessoa que esteja no centro e que joga uma bola grande (a qual deve ser devolvida para ela).
   7. Andar pela sala com os olhos fechados.

MSQ Test *(Motion Sensitivity Quotient)* Associado a "Regra dos Quatro"

Consiste em selecionar os quatro exercícios nos quais o paciente apresentou maior dificuldade e orientá-lo para executar tais exercícios em casa. Em nosso serviço optamos, na maioria das vezes, por essa prática, visto que os Exercícios de Cawthorne-Cooksey podem ser cansativos, principalmente quando se necessita associar outras modalidades de estímulos além da habituação.

Independentemente de qual modalidade de exercícios de habituação for utilizada, é importante destacar que tais exercícios devem ser mantidos entre 1 e 8 semanas sem serem modificados.

Devemos ressaltar que os exercícios de habituação nem sempre devem ser aplicados para todos os pacientes. **Pacientes idosos podem ser bem intolerantes com relação a eles.** Nesse caso, pode-se tentar diminuir a velocidade da realização. Se os pacientes forem muito intolerantes aos exercícios, é indicado não realizá-los.

Exercícios de Estabilização Postural

Estes exercícios devem **associar o uso de sinais visuais e somatossensoriais** ao uso de **estímulos vestibulares.** Para efeitos didáticos, dividimos os exercícios de estabilização postural em níveis:

Nível 1: Exercícios de Estabilização Postural Básicos

Chamamos de básicos porque não necessitam de muitos recursos para serem realizados. A seguir, listamos alguns exemplos de exercícios de estabilização postural básicos.

A) Paciente em posição ortostática em uma superfície firme, com os pés afastados e com olhos abertos fixando em um alvo na parede. Progressivamente, vai encurtando o espaço entre os pés até a posição de Romberg (ou até onde suportar). O paciente deverá ficar de 15-30 segundos em cada mudança de posição. Inicialmente executa os movimentos com os braços abertos, depois com os braços junto ao corpo e finalmente com os braços junto ao tórax (movimento de "autoabraçar").

B) Paciente com os pés o mais próximo possível. Depois deve mover a cabeça para os lados, sempre fixando o olhar em um objeto na parede.
C) Exercício com *laser pointer* na cabeça.
D) Exercícios A a C em superfície com diferente densidade.
E) Tentar exercícios com o paciente em movimento (caminhada, circuitos, exercícios de "joga e pega" com bolinhas, exercícios em bola suíça).
F) Outros.

Nível 2: Exercícios de Estabilização Postural com Jogos Interativos ou Óculos de Realidade Aumentada

Como principais exemplos, temos os videogames Wii® e Xbox®. Na realidade aumentada, podemos utilizar diferentes recursos, como óculos de realidade aumentada e vídeos. Nesse caso, é muito importante proporcionar a realização dos exercícios em diferentes superfícies.

Nível 3: Exercícios de Estabilização Postural com Plataformas de Equilíbrio

No nosso serviço, utilizamos a plataforma de Posturografia estática com provas dinâmicas Horus®, da marca Contronic®.

Nível 4: Exercícios de Estabilização Postural com Realidade Virtual 360º

Utilizamos óculos de realidade virtual 360º da marca RIFT®. Estudo recente tem apontado que a realidade virtual associada a estímulos sensoriais externos pode melhorar os resultados na reabilitação vestibular.[4]

Os **exercícios de estabilização postural** desenvolvidos nos níveis 2 a 4, geralmente, apresentam opções que podem ser utilizadas de maneira conjunta com os **exercícios de estabilização do olhar** e os **exercícios de habituação** ou de maneira individualizada. Neste livro apresentamos diversos exercícios de estabilização postural.

Hipofunção e Arreflexia Vestibular Bilateral

> **SEQUÊNCIA DA REABILITAÇÃO:**
> **ESTABILIZAÇÃO DO OLHAR, ESTABILIZAÇÃO POSTURAL**

Considerações

A reabilitação se faz, principalmente, por substituição, visto que o acometimento é bilateral, especialmente quando se trata de arreflexia vestibular bilateral. No caso da arreflexia bilateral, os pacientes jovens apresentam compensação mais rápida que pacientes mais velhos. Nestes, raramente ocorre uma perfeita compensação.[5]

É importante lembrar:

- Alteração no equilíbrio e risco de queda.
- Oscilopsia: 70% dos casos.
- Sensação de desequilíbrio tende a desaparecer, quando deita.
- Informação somatossensorial e visual é crítica para a recuperação funcional e deve ser avaliada cuidadosamente.

- Quase impossível a realização de exercícios dinâmicos com os olhos fechados.
- O alcance funcional cai com os olhos fechados.
- Caminhar para trás pode ser muito perigoso.
- O paciente tende a se mover em bloco.
- O melhor exame para avaliar a função vestibular é o VHIT.
- Teste de Fukuda normal com olhos abertos. Incapacidade de realizar o teste com os olhos fechados.
- Exercícios devem ser direcionados a estimular o reflexo cérvico-ocular e a função residual do reflexo vestíbulo-ocular.

O processo de estabilização do olhar e o estímulo do reflexo vestíbulo-ocular geralmente são estimulados com os mesmos exercícios. Neste grupo são muito importantes os exercícios oculomotores. Neste livro há vários exemplos de exercícios com esse objetivo.

Exercícios de Estabilização do Olhar
Mecanismos para a estabilização do olhar:
- Movimentos sacádicos (mudar a amplitude dos movimentos sacádicos de maneira variada).
- Usar sacada corretiva.
- Movimentos de busca (rastreio). Modificar o "*pursuit eye movements*".
- Reprogramação central dos movimentos oculares.
  - Exemplo de exercícios: leitura de texto em parede. (Ler movimentando a cabeça para frente e para trás e para os lados. Aumentar a velocidade e o tempo dos movimentos progressivamente.)
  - Visualização de alvo por meio da memória visual com movimentos da cabeça.

Obs.: se o paciente estiver fazendo sacadas durante os exercícios de rastreio, solicite que abaixe um pouco a cabeça durante o exercício.

Estímulo de Outros Reflexos Oculares
Tendo em vista a incapacidade dos exercícios de reabilitação vestibular reestruturarem o RVO totalmente, principalmente quando se trata de arreflexia bilateral, o estímulo de outros reflexos oculares é de extrema importância. **Os exercícios optocinéticos são boas alternativas para essa proposta.**

Além de potencializar o reflexo cérvico-ocular (RCO), é importante substituir e modificar as sacadas. Uma boa estratégia é orientar o paciente para que faça sacadas em direção contrária ao movimento cefálico. Outra estratégia consiste em potencializar a perseguição ocular.[6-9]

Exercícios de Estabilização Postural
- É importante fortalecer a musculatura corporal.
- Evitar realizar exercícios que suprimam as informações visuais, mas, se o paciente suportar, podem ajudar a melhorar a estabilização corporal. Ex.: paciente apoiado em duas paredes com olhos abertos e depois com os olhos fechados.

- Fixar o olhar em um objeto com os pés bem afastados, e a cada tempo estreitar a distância entre os pés e até mesmo as posições entre os pés. (Pode-se variar estes exercícios mudando a posição dos braços, abertos, próximos as pernas, abraço etc.)
- Movimentos próximo à parede.

Estratégias Compensatórias
As estratégias compensatórias colaboram para diminuir o risco de quedas dos pacientes com arreflexia vestibular bilateral.

- Nunca dormir em ambiente totalmente escuro. Ao levantar da cama, fazê-lo lentamente.
- Avaliar a rotina do paciente e fornecer dicas de estratégias compensatórias.

SÍNDROMES VESTIBULARES CENTRAIS

> SEQUÊNCIA DA REABILITAÇÃO:
> HABITUAÇÃO

As síndromes vestibulares centrais têm diferentes causas. O complexo de núcleos vestibulares localizados na medula e na porção caudal da ponte é composto por quatro subnúcleos. Estes recebem as aferências das vias vestibulares periféricas, integrando com a atividade dos núcleos oculomotores, vias vestibulocerebelares, aferências proprioceptivas e cortical. As alterações nessas vias podem gerar desequilíbrio corporal.[2]

Como exemplos de síndromes vestibulares centrais, temos cinetose, migrânea vestibular, Arnold-Chiari, doenças cerebelares degenerativas, esclerose múltipla, insuficiência vertebrobasilar (IVB): isquemia e infarto vertebrobasilar, intoxicação por drogas, tumores intracranianos, tumores de tronco, infarto cerebelar, entre outros.

A reabilitação não é o tratamento primário da maioria das síndromes vestibulares centrais. Nos casos em que a reabilitação vestibular é indicada, os exercícios de habituação são aqueles que apresentam os melhores resultados.

- Pode-se usar cadeira rotatória em baixa frequência. Na ausência de cadeira rotatória pode usar exercícios da terceira gaveta com tamborete giratório (**sempre em baixa frequência**).
- Nunca usar cadeira rotatória ou exercícios rotatórios em alta frequência.
- Estimulação optocinética.
- Treino em plataformas.

TONTURA E DESEQUILÍBRIO DE ORIGEM NÃO VESTIBULAR

> SEQUÊNCIA DA REABILITAÇÃO:
> VARIADA

Tontura e desequilíbrio são sintomas comuns e nem sempre se referem a doenças vestibulares. Dessa maneira, nem todo quadro de tontura necessita de reabilitação vestibular. Entretanto, observamos que alguns casos de tontura melhoram com "reabilitação vestibular".

Como exemplo podemos citar os pacientes com medo de quedas e pacientes com tontura relacionada a fatores emocionais.

Em nosso serviço, nesses dois exemplos, utilizamos a seguinte abordagem:

- Medo de queda: uso de plataforma para mostrar ao paciente sua real situação; indicados exercícios em plataforma de equilíbrio, exercícios para melhorar a marcha.
- Tontura relacionada a fatores emocionais: nunca negar o que o paciente sente. É importante mostrar, aos poucos, que o paciente está com o equilíbrio preservado. Não há uma sequência lógica na reabilitação. O importante é o paciente observe que é capaz de realizar os exercícios.

REFERÊNCIAS BIBLIOGRÁFICAS

1. Herdman SJ, Clendaniel RA. *Vestibular Rehabilitation*. 4th ed. Philadelphia: FA Davis Company; 2014.
2. Sauvage JP, Grenier H. *Reabilitação Vestibular – Guia Prático*. Rio de Janeiro: Revinter; 2017.
3. Ribeiro ASB, Pereira JS. Melhora do equilíbrio e redução da possibilidade de queda em idosas após os exercícios de Cawthorne e Cooksey. *Rev Bras Otorrinolaringol* 2005;71(1):38-46.
4. Gazzola JM, Dona F, Ganança MM, Suarez H, Ganança FF, Caovilla HH. Realidade virtual na avaliação e reabilitação dos distúrbios vestibulares. *Acta ORL* 2009;27(1):22-7.
5. Mezzalira R, Bittar RSM, Albertino S. *Otoneurologia Clínica*. Rio de Janeiro: Revinter, 2014.
6. Schubert MC, Das V, Tusa RJ, Herdman SJ. Cervico ocular reflex in normal subjects and patients with unilateral vestibular hypofunction. *Otl Neurotol* 2004;2(1):65-71.
7. Hall CD, Cox LC. The role of vestibular rehabilitation in balance disorder patient. *Otolaryngol Clin North Am* 2009;42(1):161-9.
8. Joiner WM, Lee JE, Lasker, Shelhamer M. An internal clock for predictive saccades is established identically by auditory or visual information. *Vision Res* 2007;47(12):1645-54.
9. Leigh RJ, Huebner WP, Gordon JL. Supplementation of the human vestibule-ocular reflex by visual fixation and smooth pursuit. *J Vestib Res* 1994;4(5):347-53.

ABORDAGEM DE ACORDO COM A ETIOLOGIA

CAPÍTULO 10

Neste capítulo, vamos destacar algumas características importantes de algumas doenças que afetam o equilíbrio e que podem ser tratadas com reabilitação vestibular, mesmo que de maneira complementar.

Sendo assim, recomendamos que o reabilitador utilize a sequência de reabilitação vestibular de acordo com a classificação topográfica e incorpore as peculiaridades de cada doença descrita a seguir.

SÍNDROME DO DESEQUILÍBRIO DO IDOSO (SDI)

Ao se falar sobre tontura em idoso e, principalmente, ao se abordar a síndrome do desequilíbrio do idoso, temos de ter em mente que 51% dos idosos com alteração do equilíbrio corporal apresentam mais de uma etiologia como causa desse desequilíbrio.[1] As causas mais frequentes são insuficiência vertebrobasilar (IVB), alteração metabólica relacionada a metabolismo de açúcar e colesterol, síndrome do desequilíbrio do idoso, vertigem posicional paroxística benigna (VPPB), vestibulopatia cervical, entre outras.[1] Portanto, a síndrome do desequilíbrio do idoso (SDI) não é o mesmo que desequilíbrio no idoso. Não podemos cometer o erro de logo classificar um idoso com tontura como SDI sem antes descartar outras causas.

No envelhecimento, a habilidade do sistema nervoso central de realizar o processamento dos sinais vestibulares, visuais e proprioceptivos encontra-se comprometida.[2] Os processos degenerativos são responsáveis pela ocorrência de vertigem e/ou tontura e de desequilíbrio, denominados, nessa faixa etária, de presbivertigem e presbiataxia, respectivamente.[3]

A perda da função vestibular periférica pode estar relacionada à presbivertigem, e a causa de tontura em idosos com exame vestibular normal pode ser devida a distúrbios metabólicos, psíquicos, disautonômicos, ortopédicos, visuais e de propriocepção.[4]

Sendo assim, a SDI consiste em uma associação de múltiplos fatores na população geriátrica que resultam na diminuição das funções dos órgãos relacionados com o equilíbrio.

Destaques
- Diminuição no ganho do RVO, resultando em compensação visual reduzida em resposta ao movimento da cabeça. Quanto maior a velocidade, menor a compensação visual.
- Existência de desordens vestibulares preexistentes.
- Aumento da incidência de VPPB (vertigem posicional paroxística benigna).
- Déficits visuais (*é importante destacar que o idoso deve manter seus óculos de correção visual durante os exercícios de reabilitação vestibular*).

- Doenças oftalmológicas, como catarata, glaucoma, degeneração macular.
- Função somatossensorial reduzida.
- Déficits musculoesqueléticos.
- Hipotensão postural.
- Atrofia cerebelar.
- Alterações na massa branca cerebral.
- Medo de queda.
- Desatenção.
- Depressão.

Dicas Sobre a Reabilitação
- É importante tratar os problemas visuais e as alterações relacionadas ao sistema osteomuscular.
- Em pacientes com dificuldades de manter-se em pé, deve-se utilizar *"Step-Over exercise"*.
- Estimular tanto o RVO quanto o RVE.
- Ficar atento para as doenças centrais (se o paciente tiver história e se estiver em tratamento).
- É importante fazer a escala de BERG ou outra escala para averiguar o risco de queda.
- Fazer um *checklist* do domicílio do paciente com o intuito de corrigir falhas estruturais que possam ocasionar quedas. Para visualizar nosso *checklist de risco de quedas*, acesse https://www.otoneurobh.com.br/reabilitacao.
- Os exercícios com realidade virtual, com ou sem plataforma de equilíbrio, apresentam ótimos resultados.
- É importante a abordagem psicológica nestes pacientes.
- Para efeitos práticos, a abordagem na reabilitação vestibular, no caso de ausência de doença vestibular específica, será semelhante a dos casos de hiporreflexia bilateral, visto que a SDI seria uma hiporreflexia bilateral "fisiológica".

NEURITE VESTIBULAR
Conjunto de manifestações provocadas por déficit vestibular unilateral agudo, isolado, de expressão variável e sem comprometimento auditivo ou neurológico.[5]

Caracteriza-se por um episódio de vertigem de aparecimento súbito, geralmente isolado, prolongado (dias), acompanhado de manifestações neurovegetativas e sem sintomas auditivos associados.[6]

Destaques
- Nistagmo bate para o lado oposto da lesão.
- Vertigem intensa, rotatórias com duração de vários dias.
- Náuseas e/ou vômitos.
- A principal suspeita é que sua causa seja viral.
- O *Video Head Impulse Test* (VHIT) é o melhor exame para avaliar a função vestibular.
- O *Vestibular Evoked Myogenic Potential* (VEMP) é outro exame útil na avaliação da neurite vestibular.
- As provas calóricas podem ser úteis, mas tendem a gerar mal-estar nos pacientes (alguns nem conseguem realizar as provas calóricas).
- Os sintomas tendem a regredir em 1 a 6 semanas.
- Quanto mais precoce a reabilitação, melhores serão os resultados em médio e longo prazos.

Quadro 10-1. Proposta de reabilitação vestibular em pacientes com neurite vestibular

Tempo de evolução	Gavetas	Observações
Três primeiros dias	Iniciar os exercícios oculomotores de simples execução	Exercícios no leito
4º ao 5º dia	Exercícios 1ª gaveta	Exercícios sentado
6º ao 8º dia	Exercícios 2ª gaveta	Estabilização postural (marcha e posição ereta)
Depois do 8º dia	Exercícios 3ª e 4ª gavetas	Exercícios mais complexos (rotatórios, optocinéticos, estabilização corporal). Podem ser usados, se for o caso, os exercícios de Norré

Adaptado de Sauvage & Grenier.

Dicas Sobre a Reabilitação

- A abordagem se faz através da adaptação das estruturas vestibulares restantes e pela substituição por estruturas sensoriais e proprioceptivas.
- A abordagem da reabilitação vestibular por meio da sequência das "gavetas" é muito prática (Quadro 10-1).
- Se o serviço dispor de realidade virtual, recomenda-se a introdução a partir dos exercícios da "4ª gaveta".

Esta sequência refere-se ao paciente que está sendo acompanhado desde o início do quadro clínico. Na prática, isso nem sempre é possível. Nesse caso é importante que o reabilitador não associe o dia de evolução da doença com a indicação dos exercícios relacionados no quadro a seguir. Por exemplo, se um paciente for encaminhado para um serviço de reabilitação vestibular no décimo dia de evolução da neurite, não devemos iniciar a terapia com exercícios mais avançados. É preciso sempre iniciar com os exercícios de estabilização do olhar.

Outra abordagem seria a sequência utilizada nos casos de hipofunção ou arreflexia vestibular unilateral descritas previamente. Essa sequência seria feita por exercícios de estabilização do olhar, habituação e estabilização corporal.

Os estímulos optocinéticos podem ser introduzidos na fase de habituação.

Os exercícios de Norré[7,8] podem ser utilizados em fases mais tardias no processo de reabilitação vestibular de pacientes com neurite vestibular. Entretanto, a execução destes pode ser muito cansativa. Uma boa alternativa seria o Norré simplificado. Para maiores detalhes desses exercícios, consulte os vídeos ilustrativos em nosso site: *https://www.otoneurobh.com.br/reabilitacao*.

VERTIGEM POSICIONAL PAROXÍSTICA BENIGNA (VPPB)

A vertigem posicional paroxística benigna (VPPB) resulta de um transtorno hidromecânico da orelha interna caracterizado por uma tontura de início súbito e redução rápida (paroxística), relacionada com alterações na posição da cabeça (posicional). Na maioria dos casos, a VPPB tem curso e prognóstico favoráveis (benigna).

A alteração mecânica que causa este transtorno se deve ao deslocamento dos otólitos da mácula utricular em direção aos canais semicirculares. Esses otólitos, que deveriam

Quadro 10-2. Tipos de VPPBs, Diagnóstico e Tratamento

Condição	Teste diagnóstico	Manobra terapêutica
VPPB canal posterior canalolitíase	Dix-Hallpike Semont	Epley Liberatória de Semont
VPPB canal posterior cupulolitíase	Meia manobra de Dix-Hallpike	Liberatória de Semont
VPPB canal lateral canalolitíase	Head Roll test Bow & Lean	Barbecue Gufoni
VPPB canal lateral cupulolitíase	Head Roll test Bow & Lean	Casani Kim Zuma e Maia
VPPB canal anterior	Dix-Hallpike	Yacovino

estar aderidos à mácula utricular, agora estão flutuando livremente dentro dos canais semicirculares.[5,9]

A VPPB é a causa mais frequente de tontura.[10,11]

Conforme mencionado inicialmente, este manual não é dedicado a manobras de reposicionamento para tratamento das VPPBs. Entretanto, vamos citar os principais tipos de VPPBs e as manobras que podemos realizar (Quadro 10-2).

A manobra de Zuma e Maia, desenvolvida pelo professor Francisco Carlos Zuma e Maia, deve ser destacada no tratamento da VPPB – canal lateral cupulolitíase por dois aspectos: primeiro, porque foi desenvolvida por um otorrinolaringologista brasileiro; e segundo, e não menos importante, porque é a manobra mais efetiva que temos observado para esta condição.

A VPPB – canal lateral cupulolitíase também é conhecida como VPPB de canal horizontal apogeotrópica.[12]

CINETOSE

A cinetose é uma síndrome caracterizada por tontura, palidez, sudorese, náuseas, vômitos e mal-estar geral. Tais sintomas ocorrem por uma estimulação excessiva do sistema vestibular.[6]

Destaques
- Distúrbio neurovegetativo, de intensidade variável, induzido por deslocamentos a bordo de veículos terrestre, marítimo, aéreo ou espacial.
- Apresenta-se como pródromos (podem surgir só de se olhar o transporte, ou logo no início). Se persistir, pode evoluir com eructações, náuseas e vômitos.
- O mecanismo ainda é um mistério, mas acredita-se fortemente em conflitos de informações sensoriais.

Dicas Sobre a Reabilitação
- A reabilitação vestibular é a única abordagem que permite um tratamento definitivo.
- É importante melhorar o ganho do RVO.
- É importante melhorar as respostas dos outros órgãos por meio de exercícios que associem movimentos recorrentes da cabeça a estímulos visuais.
- Estimulações optocinéticas são boas ferramentas.

ABORDAGEM EM CRIANÇAS
Por várias vezes, ouvi tanto de pacientes quanto de colegas médicos que "tontura é coisa de gente velha". Entretanto, a incidência de crianças com distúrbios do equilíbrio gira em torno de 15%.[13]

Destaques
- Principais causas são:[14] otites (4 a 10%), migrânea (14-34%), vertigem paroxística benigna da infância – VPBI (12 a 25%).
- Casos suspeitos de doenças centrais devem ser avaliados por neurologista.
- Boa resposta aos tratamentos.
- Migrânea (abordagem alimentar e comportamental e, às vezes, medicamentosa).
- VPBI (manobras).

Dicas Sobre a Reabilitação
- É importante fazer a avaliação postural.
- No caso das disfunções vestibulares, observa-se que a realidade virtual e jogos são bem aceitos pelas crianças.

TONTURA POSTURAL PERCEPTUAL PERSISTENTE (TPPP)
A TPPP é definida como tontura que persiste por mais de três meses sem etiologia identificável. Trata-se de uma doença somatoforme, que representa uma interface entre a Otoneurologia e a Psiquiatria.[15]

Destaques
- A TPPP é uma condição crônica, que pode durar meses ou anos.
- Caracterizada por seis aspectos básicos:[15]
  - Balanço ou instabilidade persistentes não detectáveis ao exame físico.
  - Agravamento dos sintomas em posição ortostática.
  - Piora dos sintomas com movimentos cefálicos ou estímulos visuais complexos.
  - Presença de doença ou choque emocional no início dos sintomas.
  - Concomitância de doenças, principalmente a que deu origem aos sintomas.
  - Ansiedade.

Dicas Sobre a Reabilitação
- É importante trazer segurança para o paciente.
- É importante abordar todas as sequências terapêuticas para que o paciente se sinta seguro.
- Exercícios mais complexos, como a realidade virtual e plataformas, têm bons resultados.
- Sempre que possível, perguntar ao paciente se está tratando da ansiedade.

MÉNIÈRE
A doença de Ménière é uma patologia de orelha interna que se caracteriza por crises de vertigem, hipoacusia flutuante, zumbido e sensação de plenitude auricular.[16]

Destaques
- Na nossa prática, observamos pouca resposta à reabilitação vestibular na maioria dos pacientes com doença de Ménière em virtude da flutuação dos sintomas.

- Indicamos a reabilitação vestibular em duas situações:
  - Em pacientes que foram submetidos a tratamentos cirúrgicos ou químicos com "destruição da função vestibular ipsilateral".
  - Em pacientes com desequilíbrio corporal persistente fora das crises.
- Alguns autores relatam melhora de pacientes com a doença de Menière quando estes foram submetidos a exercícios de reabilitação com realidade virtual.[17]

Dicas Sobre a Reabilitação
- No caso de pacientes com perda da função vestibular ipsilateral provocada por tratamentos para o controle da doença, devemos seguir o protocolo de reabilitação para arreflexia vestibular unilateral.
- Nos pacientes com desequilíbrio corporal persistente fora das crises, seguir protocolo de TPPP.

MIGRÂNEA VESTIBULAR
Em geral, caracterizada por crises recorrentes com sintomas vestibulares de intensidade moderada a severa, história de enxaqueca e sintomas migranosos, em, pelo menos, metade das crises de vertigem.

Destaques
- Pouca resposta à reabilitação vestibular.
- Cinetose costuma estar presente em torno de 40-50% dos pacientes com migrânea.[18]

Dicas Sobre a Reabilitação
- Em pacientes que se queixam de persistência de sintomas de instabilidade entre as crises, podem-se tentar exercícios que visem à dessensibilização de movimentos através de estímulos optocinéticos.
- Os pacientes que se beneficiam da reabilitação vestibular, provavelmente, são aqueles que apresentam cinetose associada a migrânia vestibular.

TONTURA DE ORIGEM CERVICOGÊNICA
Em pacientes com síndromes cervicais, é imprescindível uma abordagem conjunta com a Ortopedia, Neurologia e Fisioterapia.

Existe uma grande variedade de testes, mas o diagnóstico é definido, principalmente, por uma adequada anamnese e também pela ausência de causas otológicas e neurológicas da tontura. O paciente com tontura de origem cervicogênica geralmente apresenta desequilíbrio ou sensação de cabeça "oca", dor cervical, ataxia, instabilidade ou movimentação cervical limitada.[14]

Destaques
- Clendaniel[14] recomenda os três passos a seguir no caso de suspeita de tontura de origem cervicogênica:
  - Investigar se o paciente apresenta insuficiência vertebrobasilar.
  - Diferenciar entre sintomas de origens vestibulares e cervicais.
  - Investigar possíveis contraturas musculares de origem cervical.

Dicas Sobre a Reabilitação
- Nas tonturas de origem cervicogênica, não se pode falar em reabilitação vestibular, mas se o reabilitador for um fisioterapeuta, ele certamente irá abordar com maior precisão essa causa de tontura.
- Se o Serviço de Otoneurologia não possuir fisioterapeuta, é recomendável ter um especialista nessa área como referência.

ABORDAGEM TERAPÊUTICA RESUMIDA
A abordagem terapêutica pode ser resumida conforme o Quadro 10-3.

Quadro 10-3. Resumo da opção de reabilitação vestibular de acordo com o diagnóstico topográfico

Diagnóstico	Opção terapêutica
VPPB	Manobras de reposicionamento
Hipofunção vestibular unilateral/ Arreflexia vestibular unilateral	Estabilização visual, habituação (em alguns casos) e exercícios de estabilização postural
Hipofunção ou Arreflexia vestibular bilateral	Estabilização visual e exercícios de estabilização postural
Sensibilidade ao movimento	Exercícios de habituação
Vestibular central	Habituação
Outras causas	Variada

REFERÊNCIAS BIBLIOGRÁFICAS

1. Simoceli L, Bittar RMS, Bottino MA, Bento RF. Perfil diagnóstico do idoso portador de desequilíbrio corporal: resultados preliminares. *Rev Bras Otorrinolaringol* 2003;69(6):772-7.
2. Ruwer SL, Rossi AG, Simon LF. Equilíbrio no idoso. *Rev Bras Otorrinolaringol* 2005;71(3):298-303.
3. Leigh RJ, Huebner WP, Gordon JL. Supplementation of the human vestibule-ocular reflex by visual fixation and smooth pursuit. *J Vestib Res* 1994;4(5):347-53.
4. Felipe L, Cunha LC, Cunha FC, Cintra MT, Gonçalves DU. Presbivertigem como causa de tontura no idoso. *Pró-Fono* 2008;20(2):99-104.
5. Maia FCZ, Albernaz PLM, Carmona S. *Otoneurologia Atual*. Rio de Janeiro: Revinter; 2014.
6. Mezzalira R, Bittar RSM, Albertino S. *Otoneurologia Clínica*. Rio de Janeiro: Revinter; 2014.
7. Norré ME, DeWeerdt W. Treatment of vertigo based on habituation. I. Physiopathological basis. *J Laryngol Otol* 1980;94(7):689-96.
8. Norré ME, DeWeerdt W. Treatment of vertigo based on habituation. II. Technique and results of habituation training. *J Laryngol Otol* 1980;94(9):971-7.
9. Maranhão-Filho P, Maranhão ET. *VPPB Vertigem Posicional Paroxística Benigna & Reflexos Vestibulares*. 1ª ed. Rio de Janeiro: Revinter; 2016.
10. Kim JS, Zee DS. Benign paroxysmal positional vertigo. *N Engl J Med* 2014;370(12):1138-47.
11. Marom T, Oron Y, Watad W, Levy D, Roth Y. Revisiting benign paroxysmal positional vertigo patophysiology. *Am J Otolaryngol* 2009;30(4):250-5.
12. Zuma e Maia F. New Treatment Strategy for Apogeotropic Horizontal Canal Benign Paroxysmal Positional Vertigo. *Audiol Res* 2016 Nov 24;6(2):163.
13. Russel G, Abu-Arafeh I. Paroxysmal vertigo in children--an epidemiological study. *Int J Pediatr Otorhinolaryngol* 1999 Oct 5;49 Suppl 1:S105-7.
14. Herdman SJ, Clendaniel RA. *Vestibular Rehabilitation*. 4th ed. Philadelphia: FA Davis Company; 2014.
15. Bittar RS, Lins EM. Clinical characteristics of patients with persistent postural-perceptual dizziness. *Braz J Otorhinolaryngol* 2015;81(3):276-282.
16. Paparella MM, daCosta SS, Fox R et al. Ménières's disease and other labyrinthine diseases. In: Paparella MM, Shumrick DA, Meyerhoff WL, Gluckman JL, eds. *Otolaryngology*. Philadelphia: WB Saunders,1991;I:1689-714.
17. Garcia AP, Ganança MM, Cusin FS, Tomaz A, Ganança FF, Caovilla HH. Vestibular rehabilitation with virtual reality in Ménière's disease. *Braz J Otorhinolaryngol* 2013;79(3):366-74.
18. Furman JM, Marcus D. Migraine and Motion Sensitivity. *Neuro-otology* 2006;12(4):116-34.

CONSIDERAÇÕES FINAIS

Este roteiro tem como objetivo servir como um manual de referência para o profissional que se habilita a adotar a reabilitação vestibular. A nossa intenção foi desenvolver um manual prático e de simples compreensão.

De modo concomitante, desenvolvemos também o manual de reabilitação vestibular – versão do paciente. Esse documento contém informações que facilitam a compreensão do paciente sobre a reabilitação vestibular. Assim, o paciente sente, de maneira efetiva, que faz parte do seu processo terapêutico e tem a convicção de que seu tratamento é personalizado.

Por fim, ressaltamos que a utilização dos manuais em conjunto torna todo o processo de reabilitação mais preciso, eficaz e organizado.

Sabemos que novas informações e modalidades de exercícios de reabilitação estão para surgir, principalmente com o avanço de novas tecnologias. Incentivamos os profissionais dessa área a se envolverem tanto na pesquisa como no desenvolvimento de novas técnicas, para que possamos oferecer sempre o melhor para nossos pacientes.

ANEXOS

Os textos e imagens a seguir são sugestões para a realização de alguns exercícios descritos e também estão presentes no manual do paciente.

Esses textos são modelos a serem utilizados nos exercícios em que o paciente precisa fazer leitura. Foram selecionados para que o paciente, além de fazer o exercício físico, tenha um incentivo extra. A motivação é uma das ferramentas para o sucesso da terapia.

ANEXO 1

A imagem abaixo apresenta modelos a serem usados no exercício com *laser point* na cabeça.

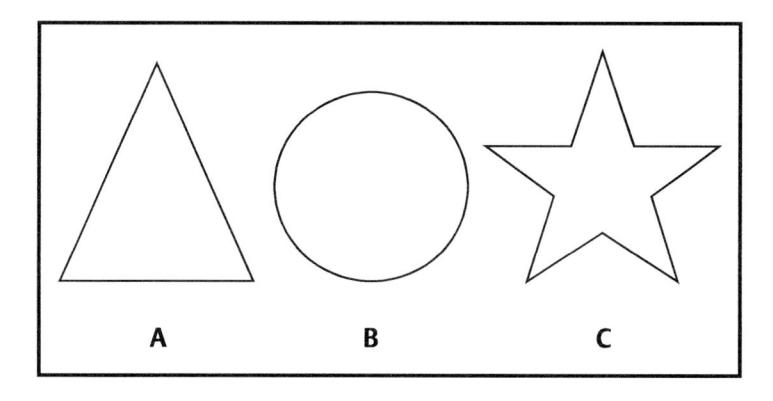

ANEXO 2

Era uma vez um velho homem que vendia balões numa festa.
    Para atrair compradores, deixou um balão vermelho soltar-se e elevar-se nos ares. Depois ele soltou um balão amarelo e, finalmente, um branco. Todos foram subindo até sumirem de vista.
    Estava ali perto um menino que observava os balões e ficava imaginando mil coisas... Mas o garoto ficou intrigado imaginando o motivo pelo qual o homem não soltou o balão preto. Então se aproximou do vendedor e lhe perguntou:
    – Moço, se o senhor soltasse o balão preto, ele subiria tanto quanto os outros?
    O vendedor de balões sorriu para o menino, arrebentou a linha que prendia o balão preto e, enquanto este se elevava nos ares, disse:
    – Filho, não é a cor, mas é o que está dentro do balão que faz ele subir.
    "A diferença da nossa vida não está na aparência, e sim no conteúdo."

Autor desconhecido

ANEXO 3

Certa vez, os animais do bosque da alegria resolveram organizar uma gincana.
    Então, o castor propôs uma corrida pelo bosque, e a tartaruga, que estava sempre feliz, disse que o castor tinha tido uma ótima ideia. Entretanto, ao ouvir a tartaruga, a lebre começou a sorrir e disse que não entendia como a tartaruga, sendo tão lenta, podia achar a corrida uma ótima ideia!
    A tartaruga, que não gostou do deboche, disse que qualquer animal poderia vencer a corrida. A lebre, então, confiante de sua vitória, desafiou a tartaruga para a corrida.
    No dia seguinte, os animais definiram o percurso da corrida e marcaram a linha de chegada. Após a largada, a lebre disparou na frente... Ao observar que a tartaruga tinha ficado para trás, decidiu deitar e descansar um pouco para esperar. Ela dizia que, em qualquer momento, poderia ultrapassar a tartaruga. Entretanto, a lebre dormiu, e quando finalmente acordou, percebeu que a tartaruga já estava quase chegando à linha de chegada. A lebre voltou a correr, mas, mesmo com sua grande velocidade, não conseguiu chegar na linha de chegada antes da tartaruga.
    Todos no bosque comemoraram a vitória da tartaruga.
    Não desista dos seus exercícios de reabilitação, ainda que a melhora pareça difícil e distante. Persevere!

Texto adaptado pelo autor (literatura popular)

ÍNDICE REMISSIVO

Entradas acompanhadas por um *f* ou *q* indicam figuras e quadros, respectivamente.

A
Abordagem
  de acordo com a
    etiologia, 61-67
    cinetose, 64
    em crianças, 65
      destaque, 65
      dicas, 65
    Ménière, 65
    migrânea vestibular, 66
    neurite vestibular, 62
    SDI, 61
    terapêutica, 67
      resumida, 67
    tontura, 66
      de origem
        cervicogênica, 66
    TPPP, 65
    VPPB, 63
Arreflexia
  vestibular, 51, 53, 56
    bilateral, 51, 56
      estratégias
        compensatórias, 58
    unilateral, 51, 53

B
Berg
  escala de, 14, 18q
    de equilíbrio, 14, 18q
      instruções, 14
      resultado, 18q
Bola
  suíça, 44
    exercícios com, 44

C
Cawthorne-Cooksey
  exercício de, 54
Cinetose
  destaques, 64
  reabilitação, 64
  dicas, 64
Controle
  das sessões, 5
  de reabilitação, 5
  folha de, 5
Criança(s)
  abordagem em, 65
  destaque, 65
  reabilitação, 65
  dicas, 65

D
Desequilíbrio
  de origem não
    vestibular, 51, 58
DHI (*Dizziness Handicap Inventory*)
  pontuação, 11q
    critérios de, 11q
  questionário, 10q
  resultados do, 9
Doença
  de Ménière, 65
    destaques, 65
    reabilitação, 66
    dicas, 66

E
Escala
  de Berg, 14, 18q
    de equilíbrio, 14
      instruções, 14
      resultado, 18q
Estabilização
  exercícios de, 53, 55
    do olhar, 53
    postural, 54
Estimulação
  optocinética, 43
  para reabilitação, 44
  por rastreio, 43
  por seguimento ocular, 43
  sacádica, 43
Exercício(s)
  de estabilização, 53, 55, 57
    do olhar, 53, 57
    postural, 54, 57
  de habituação, 54
    de Cawthorne-Cooksey, 54
  ilustrações, 25-41
  outras opções de, 43-46
    com bola suíça, 44
    em vídeo, 43
      relacionados com
        oculomotricidade, 43
    giratórios, 44
      estimulação para
        reabilitação, 44
      relatório funcional, 44
    realidade, 45
      aumentada, 45
      virtual, 45
  tipos de, 23-24
    classificação dos, 23-24

H
Habituação
  exercícios de, 54
    de Cawthorne-Cooksey, 54
Hipofunção
  vestibular, 51, 53, 56
    bilateral, 51, 56
    unilateral, 51, 53

I
Ilustração(ões), 25-41
  exercícios, 25
IVB (Insuficiência Vertebrobasilar), 61

M
Ménière
  doença de, 65
    destaques, 65
    reabilitação, 66
    dicas, 66
Migrânea
  vestibular, 66
    destaques, 66
    reabilitação, 66
    dicas, 66
MSQ (*Motion Sensitivity Quotient Test*), 12q, 55
  critérios de avaliação, 11
  resultados, 12q

N
Neurite
  vestibular, 62
    destaques, 62
    reabilitação vestibular na, 63q
    dicas, 63
    proposta de, 63q

O
Oculomotricidade
  exercícios em vídeos relacionados com, 43
    estimulação, 43
    optocinética, 43
    por rastreio, 43
    por seguimento ocular, 43
    sacádica, 43

P
Posturografia
  estática, 18, 20f
    com provas dinâmicas, 18, 20f
    resultados de, 20f

R
RCC (Reflexo Cervicocólico), 2, 4
RCE (Reflexo Cervicoespinal), 2, 4
RCO (Reflexo Cérvico--Ocular), 2, 3, 57
Reabilitação Vestibular
  abordagem prática, 51
    definição diagnóstica, 51
    protocolo de, 51
  objetivos da, 49
  pacientes encaminhados para, 52f
    fluxograma de, 52f
  preparativos para, 5-7
    observações iniciais, 6
    o que é, 6
      como usar o manual, 7
    orientações, 7
      iniciais, 7
      para os pacientes, 7
  sessões de, 5, 47
    folha de controle das, 5
Realidade
  aumentada, 45
  virtual, 45
Reflexo(s)
  espinais, 1
  oculares, 57
    estímulo de, 57
  oculomotores, 1
RVC (Reflexo Vestibulocólico), 2, 4
RVE (Reflexo Vestíbuloespinal), 1, 3, 53
RVO (Reflexo Vestíbulo-ocular), 1, 2, 3f, 53

S
SDI (Síndrome do Desequilíbrio do Idoso)
  destaques, 61
  reabilitação, 62
  dicas, 62
Síndrome(s)
  vestibulares, 51, 53, 58
    centrais, 51, 58
    periféricas, 51, 53
Sistema Vestibular
  e conexões, 1-4
  reflexos, 1
    espinais, 1
    oculomotores, 1

T
Tontura
  de origem, 51, 58, 66
    cervicogênica, 66
      destaques, 66
      dicas de reabilitação, 67
    não vestibular, 51, 58
  questionários de, 9-22
    DHI, 9, 10q
    VHQ, 12, 13q
  testes de, 9-22
    de avaliação, 22
    escala de equilíbrio de Berg, 14
    MSQ, 11
    posturografia
      estática, 18, 20f
      com provas dinâmicas, 18, 20f
TPPP (Tontura Postural Perceptual Persistente)
  destaques, 65
  reabilitação, 65
  dicas, 65

V
VHQ (*Vertigo Handicap Questionaire*), 12
  questionário, 13q
  resultados, 14q
VPPB (Vertigem Posicional Paroxística Benigna), 6, 61, 63
  tipos de, 64q
    diagnóstico, 64q
    tratamento, 64q